AF295374

Varpu Tavi

QIGONGIA, KUOLEMATTOMIA JA PALJAITA PYLLYJÄ

LachenderFuchs

ISBN 978-952-65514-0-1 (EPUB)
ISBN 978-952-65514-1-8 (AZW)
ISBN 978-952-65514-2-5 (pehmeäkantinen)
ISBN 978-952-68467-9-8 (kovakantinen)

Kirjapaino: Libri Plureos GmbH, Hampuri, Saksa

Omistettu isälleni,
joka oli minulle varhaisen lapsuuteni tärkein ihminen,
mutta joka myöhemmin sivusi elämääni vain etäältä
ja hyvin harvakseltaan, kunnes hänen
kuolinvuoteellaan löysimme yhteyden uudestaan
— ja hänen kuolemansa jälkeen halusin vihdoin
oppia tuntemaan hänet.

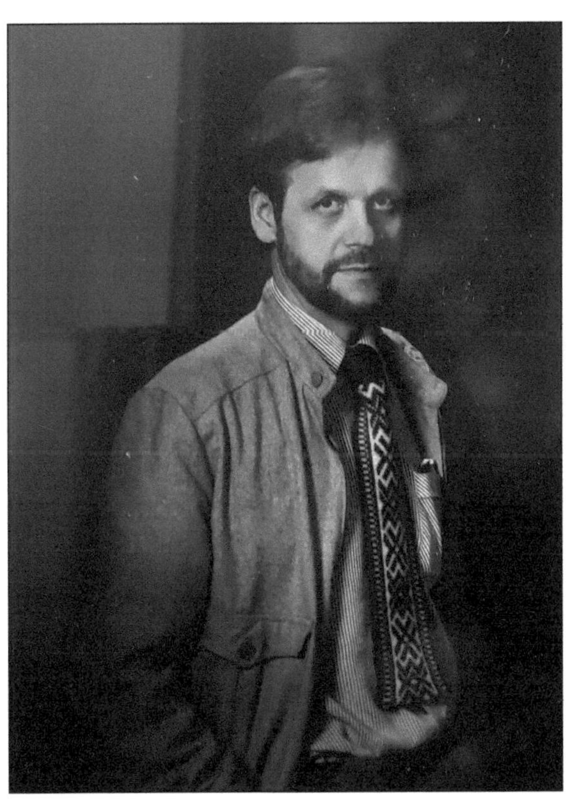

Lyhyeksi jääneestä mutta unohtumattomasta
ystävyydestä kiittäen

谢谢

Briony, Gael, Jérôme ja Lucy

SISÄLLYS

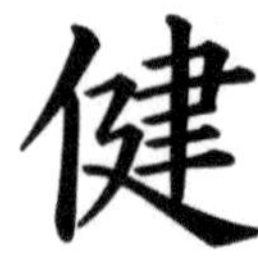

Terveys

TERVEYDEN- JA TRAUMAN-HOITOA KIINALAISILLA MAUSTEILLA

Koska 60 on uusi 40, olen matkustanut Kiinaan potemaan keski-iän kriisiäni ja miettimään, kuka olen, miksi olen sellainen kuin olen, miksi poden juuri niitä vaivoja, joita poden – sekä ennen kaikkea, miten ja millaisena ihmisenä haluan viettää loppuelämäni. Kysymykseni itselleni kuului: mikä minusta tulee isona. Jatkanko tunnesolmujeni, yliherkkyyteni ja isätraumani kanssa rämpimistä vai saanko ne solmut auki ennen kuolemaani?

Tulin Kiinaan oppiakseni terveysqigongia, erityisesti šamanistisen perinteen Viiden eläimen qigongin, tutustuakseni taolaiseen filosofiaan ja sen pohjalta syntyneeseen terveydenhoitomenetelmään – sekä viettämään 60-vuotispäiviäni.

Taolaisuus on tuhansia vuosia vanha kiinalainen filosofia (ja samanniminen uskonto), joka on yksi Kiinan kolmesta suuresta opista kungfutselaisuuden ja buddhalaisuuden rinnalla. Taoismi on filosofiana skeptinen, suvaitsevainen, auktoriteettien vastainen ja yksilökeskeinen, siihen sisältyy myös ajatus siitä, että ihminen on osa luontoa ja sen kiertokulkua. Taolaisen filosofian pohjalta syntyi myöhemmin zenbuddhismi.

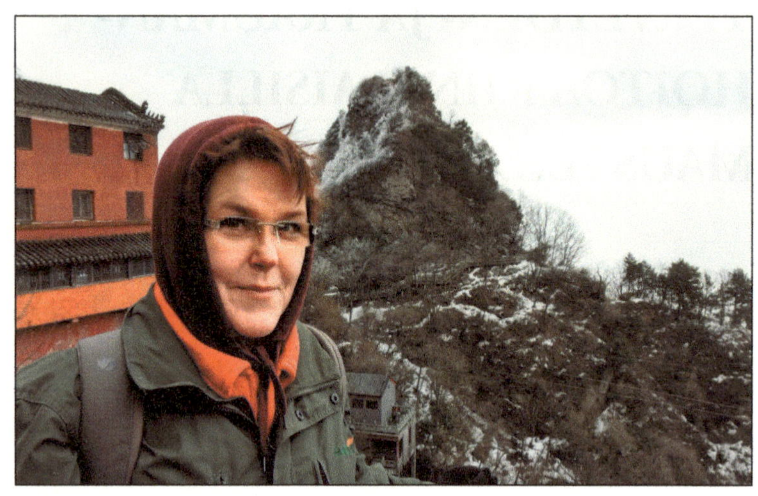

On maaliskuu, talvi ja kevät taistelevat vielä elintilasta. Harjoittelemme pihalla. Koutsini näyttää, miten Kilpikonna-qigong alkaa. Hänen pitkät ja hoikat sormensa liikkuvat äärimmäisen hienostuneesti. Kynnet ovat puhtaan valkoiset ja huolellisesti teräviksi viilatut sekä miehellä hämmästyttävän pitkät. Katselen omia kylmästä punertavia nakkisormiani, joiden liike on kömpelö. Tästä se alkaa. Loppuelämän jatkuva harjoittelu.

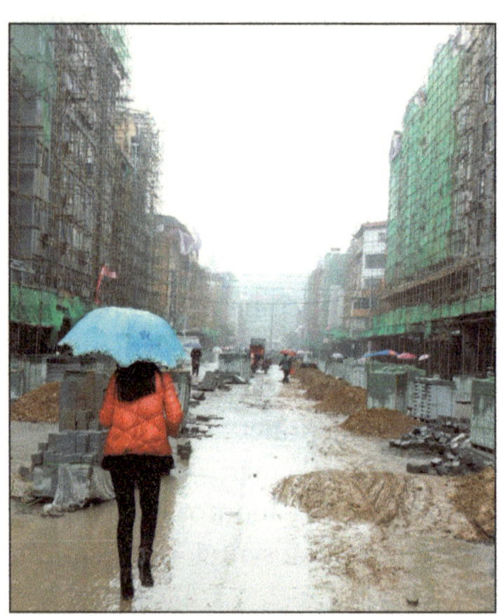

Tämä kungfukoulu sijaitsee Kiinassa Wudangshanissa. Wudangshan tarkoittaa Wudang-vuoristoa. Vuoristoa kutsutaan myös Syvän Rauhan Vuoriksi sekä Mysteerien Vuoriksi. Kaupunki on kiinalaisittain pieni, vain noin 40 000 asukasta. Seutu on taolaisuuden syntysija, täällä syntyivät wudang taiji ja qigong, kiinalaiset sisäiset kamppailulajit. Näissä ei kamppailla toista ihmistä vastaan, vaan pikemminkin oman mielen rajoitteiden kanssa. Hyökkäykseen vastataan myötäilemällä, pehmeästi vetäytymällä ja pakottomalla voimalla.

Wudang taijin ja qigongin alullepanijana pidetään eri lähteiden mukaan joko vuonna 960, 1247 tai 1279 syntynyttä taolaista munkkia Zhang Sanfengia, joka perimätiedon mukaan asui vuorilla, meditoi sekä harjoitteli, kunnes saavutti kuolemattomuuden.[1] Kuolemattomuutta ei tässä yhteydessä pidä ymmärtää kirjaimellisesti ja biologisesti, vaan henkisellä tasolla. Zhang Sanfengin väitetään kuitenkin eläneen noin 200 vuotta, ja hänet lasketaan mukaan kiinalaisen mytologian "kuolemattomien" joukkoon. Häntä pidetään täydellisyyden saavuttaneena sisäisenä soturina. Wudangin vuoristossa on useita taolaisia temppeleitä, joista osa on raunioina kulttuurivallankumouksen hävitysten ja vuosikymmenien rapautumi-

---

1. *Taolaisessa mytologiassa "kahdeksan kuolematonta" ovat joskus eläneitä ihmisiä, jotka ovat harjoittaneet taoa niin pitkään ja syvällisesti, että ovat saavuttaneet jumalankaltaisen kuolemattomuuden. He ovat kiinalaisen yhteiskunnan ala- ja keskiluokkien läpileikkausta edustavia myyttisiä hahmoja, jotka auttavat selviytymään vaikeuksista ja taistelevat sortoa ja epäoikeudenmukaisuutta vastaan. Heidän väitetään eläneen 200 vuotta, minkä jälkeen he ovat siirtyneet "etäiselle saarelle", josta he saattavat jälleensyntyä, kun heidän viisauttaan tarvitaan. Kahdeksan kuolemattoman legendaarisen hahmon lisäksi tunnetaan useita muitakin kuolemattomuuden saavuttaneita — ja tunnustetaan, ettei kaikkia kuolemattomuuden saavuttaneita edes tiedetä.*

sen jäljiltä. Jäljelle jääneet ovat nykyisin Unescon maailman kulttuuriperinnön suojelukohteita, niitä entisöidään ja kunnostetaan koko ajan.

Tätä kirjoittaessani Wudang-vuorilla vietetään suurta juhlaa: on kiinalaisen kuukalenterin mukaan 9. kolmatta kuukautta eli Zhang Sanfengin syntymäpäivä, länsimaisen ajanlaskun mukaan on 30.3. Ulkona on kylmä (kuten täällä sisälläkin, koska ilmanvaihto ja sen myötä lämmitys eivät ole päällä) ja sataa vettä, ja vuorilla on varmasti hyytävän jäistä – sekä lukemattomia kiinalaisia taolaisia kunnioittamassa Sanfengia ja rukoilemassa menestystä elämäänsä tai vaikkapa poikalasta. Taolaisuuden eletty uskonnollisuus ilmenee useimmiten sekauskonnollisina riitteinä, johon kuuluu rukouksia sekä perinteisestä kansanuskosta periytyneitä esi-isien kunnioitukseen liittyviä tapoja. Taolainen filosofia on harvinaisempi kiinnostuksen kohde.

Kiinalaisessa kulttuurissa on samoja piirteitä amerikkalaisen kanssa: raha puhuu ja määrä korvaa laadun. Yhteiskunnalliset erot ovat suuret. Upporikkaat ajavat Porscheilla ja Bentleyilla, rutiköyhät elävät köyhyysrajan alapuolella. Niin kutsutun kansankapitalismin tulon myötä yhä useammat unelmoivat vaurastumisesta pienyrittäjinä. Osa kungfumestareista on silkkoja bisnesmiehiä, ja niin taolaiset kuin buddhalaisetkin munkit toimivat usein rihkamanmyyjinä ja pääsymaksujen rahastajina.

Taolaisuudella tahkotaan nykyisin rahaa. Wudangshanin temppelialue lienee koko Kiinan ylirahastetuin, jo sisäänpääsy maksaa aika tavalla, ja lisämaksuja peritään kaapelilihisseistä sekä korkeimman huipun temppelialueelle pääsystä. Siinä vaiheessa kohtasin periaatteellisen rajani, en minä maksa kristillisiin kirkkoihinkaan sisäänpääsymaksua (Euroopassa olen nähnyt maksullisia kirkkoja), joten en taolaiseen temppeliinkään. Alueella myydään kaikenlaista taorihkamaa, keltaisia papereita esi-isille uhrattaviksi, rukoushelminauhoja sekä ilotulitusraketteja ja muita riittien tykötarpeita. Miljoonat kiinalaiset tarvitsevat työtä, joten mikseipä sitten hankittaisi elantoa vaikka taolaisen rihkaman myynnillä. Se kertonee myös kiinalaisesta mentaliteetista.

Wudangshanin kaupunki on parhaillaan yhtä suurta rakennustyömaata; kaaosmainen, pölyinen ja meluisa. Sen katuja ja rakennusten julkisivuja kunnostetaan suurta taolaiskonferenssia varten. Kun mieheni kanssa saavuimme tänne maaliskuun puolivälissä 2017, kaikki kadut olivat auki, rakennukset telineitten ja pressujen peitossa, ja kaikkialla korvia särkevä katuporien ja rakennustyömaitten melu sekä keuhkot tukkiva hiekka- ja sementtipöly. Koska saatavilla oli vain kiinankielisiä karttoja, emme edes tienneet olevamme koko ajan kaupungin ydinkeskustassa. Emme tienneet, mihin hotellimme sijoittui kartalla, emmekä sitä, mitä rakennustelineitten takana oli. Hotellin henkilökunnasta yksikään ei osannut edes kahta sanaa englantia. Minkä huomasimme viimeistään silloin, kun mieheni joutui esittämään pantomiimin saadaksemme vessapaperia hotellihuoneeseen.

Wudangshaniin pystytetään kiinalaisia Potemkinin kulisseja, sillä rakennuksiin lisätään vain uusi julkisivu, niitä ei millään tavoin peruskorjata. Tietenkin katukuvasta ja kaupungin yleisilmeestä tulee kauniimpi näin, mutta useita tuhansia vuosia vanhalta sivistykseltä ja uskomattoman hienolta kulttuuriperinnöltä voisi odottaa pysyvämpääkin rakentamista. Ilkeämielinen ja -kielinen voisi väittää, että tekeillä on "Tao Disneyland". Starbucks ja McDonalds jo ovat Kiinassa. Muutaman vuoden päästä kulissit jo tulevat lohkeilemaan pahasti, sillä Kiinassa rakennukset näyttävät alkavan hyvin pian rapistua. Syynä näyttävät olevan ilmansaasteet sekä huonosti ja halvalla rakentaminen.

Taolaisuutta yritettiin kitkeä väkisin pois kansasta kulttuurivallankumouksen aikana 1960-luvulla. Sen perinteet kuitenkin säilyivät maan alla, piilossa pienen piirin noudattamina. Se sallittiin uudelleen 1970-luvun jälkipuoliskolla. Vuonna 1999 Kiinan sisäministeriö kielsi henkistä ja fyysistä qigongia harjoittavan Falun Gong -liikkeen, koska piti sen suurta kannattajamäärää ja valtiosta riippumattomuutta uhkana niin kommunistiselle puoluehallinnolle kuin materialistiselle elämänkatsomuksellekin. Falun Gongin johtohahmon väitettiin myös sekaantuneen talousrikoksiin.

Sen jälkeen qigong on ollut vain rajoitetusti ja valvotusti sallittua. Kiinan nykyjohto on ottanut Wudangshanin alueen taolaisen perinteen ja sisäiset kamppailulajit osaksi säilytettävää kiinalaista kulttuuriperintöä – kuitenkin niin, että painotetaan niiden terveydellistä ja lääketieteellistä merkitystä sekä hyödyllisyyttä taistelulajien harjoittelemisessa. Filosofinen, henkiseen kehitykseen tähtäävä osuus jätetään vähälle huomiolle – ja šamanistinen puoli kokonaan huomiotta.

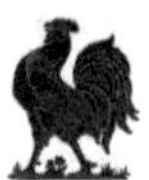

Se, että olen tänne päätynyt, on pitkän prosessin tulos. Tänään olen vakuuttunut siitä, että koko tähänastinen 60-vuotinen elämäni on ollut valmistautumista tähän. Olin 19-vuotias, kun opettelin radion kielikurssin avulla kiinan kieltä. Pysyvästi muistiin jäi vain tervehdys "ni hao". Mukanani on James Leggen englanniksi kääntämä I Ching, kiinalainen Muutosten kirja, jota olen kantanut muuttokuormissa asunnosta toiseen liki 40 vuotta. Nyt aion vihdoin lukea sen. Ymmärtämisestä en mene takuuseen. Laotsen Tao te ching Pertti Niemisen suomentamana on kulkenut elämässäni mukana sekin jo 30 vuotta. Sen olen lukenut jo monta kertaa, mukana kirja on nytkin. Taolaisuus ja buddhalaisuus, jotka historiansa alussa kytkeytyivät toisiinsa, ovat merkinneet minulle (ja merkitsevät koko ajan yhä enemmän) todellisuuden ja elämän tarkastelutapaa, elämän- ja luonnon filosofiaa, eivät new age -uskontoa tai riittien noudattamista.

Kymmenisen vuotta sitten löysin kiinalaisen šamanistisen tiikeriqigongin. Olen vuosia harjoitellut mestari Zhongxían Wun Amerikassa julkaisemien DVD:n ja kirjan avulla tiikeriqigongia, säännöllisen epäsäännöllisesti. Šamanistisella tarkoitetaan tässä yhteydessä muinaista, alkuperäistä ja esoterista taolaista perinnettä. Alun perin qigong oli vain harvoille ja valituille sallittua.

Viimeiset seitsemän vuotta olen koonnut kirjallisuutta kiinalaisesta perinteisestä lääketieteestä sekä ruokavaliosta ja yrttiparannuksesta. Osa näistä kirjoista on mukanani kahdella lukulaitteella. Kaksi kirjaa raahasin repussa mukanani, koska pidin niitä tärkeinä lähteinä täällä ollessani. Toinen on Ted J. Kaptschukin yleisesitys kiinalaisesta traditionaalisesta lääketieteestä, toinen on Ping Zhangin käsikirja kasvojen nuorentamisesta kiinalaisperinteiden mukaan.

Taolaisen elämänfilosofian mukaan naisen elämä muuttuu seitsenvuotisissa sykleissä (miehen kahdeksanvuotisissa). Syvällinen kiinnostukseni terveyteen alkoi neljätoista vuotta sitten. Aloitin ruokavaliosta ja löysin sittemmin hiilihydraattitietoisiksi nimittämäni ruokavaliot. Tutkimusretkeni jatkui vaihdevuosien luonnollisiin hoitoihin, ja niistä hyvin luontevasti vanhenemiseen. Tähänastiset terveysponnisteluni ovat olleet askeleita oikeaan suuntaan, mutta se viimeinen tärkein pala on puuttunut.

Olen kaikki nämä vuodet toiminut ajatusteni ja ideoitteni koekaniinina, ja nyt olen ryhtynyt oman elämäni koe-eläimeksi penkoessani idän ja lännen viisautta aiheesta vanheneminen. En ole hylännyt länsimaista auringonlaskun tiedettä, vaan olen etsimässä täydennystä siihen auringonnousun pallonpuoliskon tuhansia vuosia vanhoista parannustraditioista. Mahdollisesti jo lähitulevaisuudessa kantasolututkimus vastaa tieteellisen tarkasti kysymyksiin siitä, miksi ja miten vanhenemme. Tässä kirjassa olen halunnut esittää tämänhetkiseen vanhenemista koskevaan tutkimustietoon intuitiivisen ja kokemusperäisen lisänäkökulman.

Mikä vanhenemisessa on väistämätöntä, muu kuin juuri se vanheneminen? Mitkä vanhuuden merkit ovat ennaltaehkäistävissä? Miten säilyttää keho joustavana ja toimivana? Miten säilyttää aivot ja aistit virkeinä? Miten vapautua sotalapsuuden vaurioittamien vanhempieni tunnevammaisesta epigeneettisestä perimästä? Miten löytää sisältään enemmän ja syvempää viisautta? Ennen kaikkea sitä. Kun huomaa, että "parasta ennen" -päiväys ulkonäön osalta on auttamatta takanapäin, on aika havaita, että "parasta jälkeen" -päiväys on henkisesti vielä edessäpäin. Terveyteni säilyttämiseksi olen saanut taistella ennen ja saan taistella jälkeenkin.

Kiinalaisessa perinteisessä lääketieteessä potilas on pääroolissa, hän on se tärkein tekijä paranemisprosessissa, ei lääke eikä lääkäri. Kiinalainen lääkäri tutkii potilaansa neljällä eri tavalla: tarkkailemalla potilaan kasvojen väriä ja kielen ominaisuuksia; kuulemalla ja haistamalla (kiinan kielessä nämä ovat yksi ja sama käsite) minkälainen on potilaan ääni, miltä kuulostaa hengitys ja mikä ominaishaju hänestä lähtee; kysymällä potilaalta, miten tämä itse kokee terveydentilansa; tunnustelemalla potilaan pulssia. Hän erottaa kolme tekijää, jotka vaikuttavat terveyden epätasapainotilojen synnyssä: ympäristö, tunne-elämä sekä elämäntavat.

Näitä kaikkia näkökulmia pengon parhaillaan. Olen tällä tutkimusretkelläni sekä potilas että oman elämäni lääkäri. Aloitan seikkailuni kohti omaa itseäni tyhjästä tilasta. Olen hypännyt normaaliarjestani kauas. Elän kungfuoppilaan säännöllistä ja kurinalaista elämää. Nukun kivikovalla patjalla, harjoittelen qigongia ja meditoin seisoma-asennossa joka päivä kerran tai kaksi, tavallisesti 40–50 minuuttia kerrallaan. Kolmasti päivässä kiiruhdan riisi- ja keittokuppini sekä syömäpuikkojen kanssa ruokalaan syömään yksinkertaista, suolatonta ja hyvin kevyesti maustettua kiinalaista ruokaa. Harjoittelemme vähintään viisi tuntia päivässä.

Aamiaisella tänään Lucy pyysi, että kertoisin oman maani ihmisille siitä oikeasta, tuhansia vuosia vanhasta kiinalaisuudesta. Hän sanoi, että vanhat kirjoitukset ovat kiinalaisille itselleenkin nykyään vaikeasti ymmärrettäviä, mutta ne kuitenkin ovat hienointa, mitä Kiinassa on syntynyt. Lupasin yrittää.

Lucy kertoi myös, että etunimeni kuulostaa äänneasultaan samalta kuin kiinan kielen merkit "kaivaa" ja "aarre". Ryhdyn siis aarteen kaivuuhommiin. Harjoitan hiljaisuutta ja itsetutkiskelua.

Laotsea vapaasti lainaten: "Tao alkaa hiljaisuudesta".

Wudangshanissa
Kukon vuonna 2017,
täydellisyyden
saavuttaneen sisäisen soturin
Zhang Sanfengin syntymäpäivänä
Varpu Tavi

Suurin osa kirjan tekstistä syntyi Kiinassa tuolloin vuonna 2017. Myöhempinä vuosina olen täydentänyt ja lisännyt uusia elämän ja mielen kerroksia. Koska aikakäsitykseni on syklinen eikä lineaarinen, ja pohjimmiltaan elämänfilosofiani mukaan aika on vain ihmisen luomus, en välttämättä ole sen kummemmin selittänyt, miltä ajalta mikäkin lisäys on.

Joensuussa
Lohikäärmeen vuonna 2024,
67-vuotispäivänäni
Varpu Tavi

*"Olennaisinta Taon harjoittamisessa
on vapautua himoista ja hermokiihotuksesta.
Jos näitä mielenrauhan rikkojia ei poisteta,
on mahdotonta saavuttaa tasapainoa.
Samoin on laita hedelmällisen pellon,
joka ei voi tuottaa hyvää satoa
niin kauan kuin rikkaruohoja ei ole kitketty.
Himot ja niiden hautominen ovat mielen rikkaruohoja;
ellei niitä kitketä,
keskittyminen ja viisaus eivät kehity."*

- Zhang Sanfeng

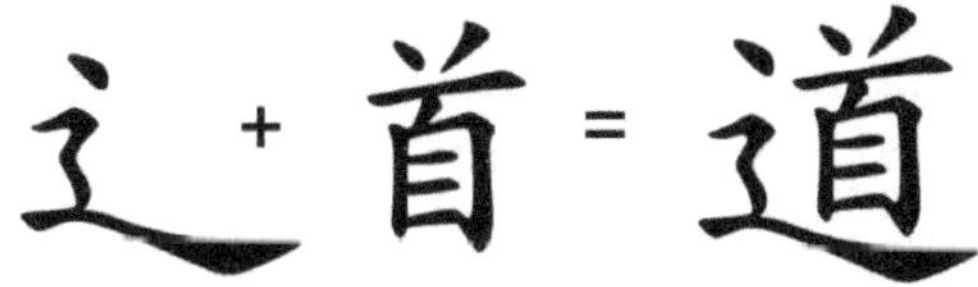

Juosta + pää + tie = tao

VIIDEN ELÄIMEN QIGONG, VIISI ELEMENTTIÄ, VIISI VUODENAIKAA

"Parantamisen taito on salaperäinen. Se on syvä kuin valtameri ja rajaton kuin taivas. Kuinka monella on pääsy todelliseen tietoon?"[2]
Keltainen keisari Huangdi

Legendan mukaan Zhang Sanfeng oivalsi Wudang qigongin lähtökohdan tarkkaillessaan, kuinka kurki ja käärme taistelivat luonnossa. Kurki teki jatkuvia hyökkäyksiä ja käärme väisteli. Lopulta kurki joutui luovuttamaan voimattomana. Toisen legendan mukaan hän näki tällaisen unen. Joka tapauksessa Zhang Sanfeng tämän oivallettuaan kehitti sisäisestä voimasta kumpuavan pehmeän ja väistävän taistelulajin periaatteen (neijiquan).

Kiinalaiset taistelulajit jakautuvat kahteen pääryhmään, ulkoisiin ja sisäisiin. Ulkoisia kamppailulajeja on enemmän. Ne perustuvat liike-energiaan ja fyysiseen voimaan, ja siten ne ovat kamppailuharjoituksiays. Sisäisiä taistelulajeja on paljon vähemmän, ja ne jakautuvat kolmeen pääryhmään: taijiguan, xingyiguan ja baguazhang. Niissä harjoitukset vaikuttavat salaperäisemmiltä, koska niissä liikutaan vain vähän tai ei ollenkaan. Liikkeen synnyttämän energian sijaan niissä keskitytään energian liikkeeseen. Ulkoisissa kamppailulajeis-

---

2. Sitaatti on Maoshing Nin saksaksi käännetystä kirjasta, vapaa suomennos Varpu Tavi sa ajatellaan, että hyökkäys on paras puolustus, sisäisissä taas puolustus on paras hyökkäys, kuten amerikkalainen taijiguanin opettaja Jan Diepersloot kiteyttää.

Qigongin juuret kuitenkin ovat paljon kauempana menneisyydessä, kiinalaisen monituhatvuotisen kulttuurin alkulähteillä, taolaisuuden, buddhalaisuuden ja kungfutselaisuuden historiassa. Qigongin neljä pääjuurta ovat buddhalaisluostarit, taolaisten mestareiden esoteeriset koulut, yrttiparantajien eli herbalistien ja perinteisen kiinalaisen lääketieteen lääkäreiden parannustaito sekä erilaiset taistelulajien koulut. Näiden kaikkien mukaan qigong on harjoitusta, jolla autetaan qi-energian parempaa virtausta terveyden ja tasapainon vuoksi, ja joka mahdollistaa korkeamman tietoisuuden tilan sekä auttaa ihmistä löytämään oman sisäisen potentiaalinsa ja kehittymään oman elämänsä sisäiseksi soturiksi.

Sanalla qigong tarkoitetaan työskentelyä qin kanssa. Qigong-harjoitus voidaan ymmärtää meditaatioksi liikkeen avulla. Sen liikesarjat ovat hitaita ja pehmeitä, ja liikkeet tehdään syvään mutta tasaisesti ja pehmeästi hengittäen sekä tyynessä, meditativisessa mielentilassa. Qigongia harjoitetaan niin Kiinassa kuin muuallakin maailmassa rentoutumisena, ennaltaehkäisevänä terveydenhoitona ja itseparantamisena. Mutta se toimii myös täydentävänä lääketieteenä, meditaationa, mielen ja ruumiin kokonaisvaltaisena kehittämisenä sekä taistelulajien tukiharjoituksena.

Vuosisatojen aikana on kehitetty satoja eri harjoitusmuotoja. Sanonnan mukaan qigongkouluja on 1000 ja erilaisia qigongtekniikoita jokaisessa koulussa 1000. Vanhassa taiji-vitsissä kysytään, kuinka monta taiji-opettajaa tarvitaan vaihtamaan sähkölamppu. Oikea vastaus on kolmetoista. Yksi vaihtaa lampun ja loput kaksitoista puistelevat päätään, ettei

tuo ole se tapa, jonka
oma mestarini opetti.

Perinteisesti tietoa on siirretty mestarilta oppilaalle perimyslinjoina, jotka kaikki ovat säilyttäneet omat tulkintansa ja metodinsa. Tällä hetkellä qigong jakautuu kolmeen pääsuuntaukseen: lääketieteellinen qigong keskittyy terveydenhoitoon, martiaalista qigongia käytetään taistelulajien apuharjoituksena ja spirituaalinen qigong vaalii vanhaa šamanistista perinnettä. Rajalinjat eivät käytännössä ole selkeät, hyvin usein nämä myös sekoittuvat.

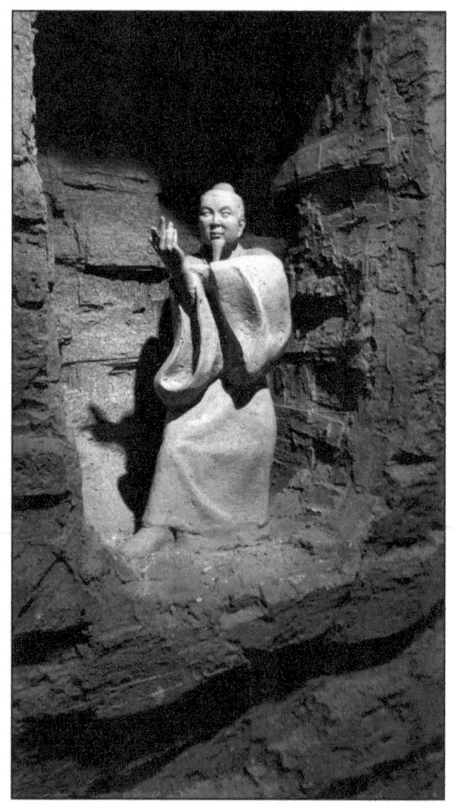

Oma painopisteeni on spirituaalisessa terveydenhoidossa sekä elämän- ja luonnonfilosofiassa.

Qigongin vaikutuksista eri sairaudentiloihin on tehty useita tutkimuksia, kuten esimerkiksi korkean verenpaineen, kivun ja syövän hoidossa. Kaikkein systemaattisimmat katsaukset kliinisistä tutkimuksista eivät kuitenkaan ole olleet näytöltään yhteneviä; tutkimusten laatu ei ole ollut riittävä, jotta tässä vaiheessa voitaisiin tieteellisesti osoittaa qigongin terveyshyödyt. Toisaalta esimerkiksi joogan terveyshyödyistä on kertynyt ja kertyy jatkuvasti lisää tutkimusnäyttöä, ja Harvardin yliopistossa jo tutkitaan taiji -harjoituksia, joista tähänastisen näytön mukaan on selkeää hyötyä terveydenhoidossa. Harjoitukset lisäävät askelvarmuutta sekä kognitiivisia kykyjä vanhalla iällä. Samaa pätee varmasti myös qigongiin. En kuitenkaan odottele tieteellistä näyttöä, vaan hoidan terveyttäni qigongilla, koska yhden naisen eläinkokeeni osoittavat sen hyödyt niin kiistatta, että ne riittävät oman elämäni näytöksi.

Länsimaisen terveystutkimuksen pitää aika tavalla muuttaa perusoletuksiaan, teorioitaan ja metodejaan ennen kuin kiinalaiset terveyskäsitykset avautuvat tutkittaviksi.

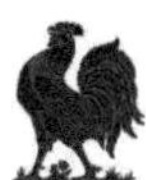

Jotta länsimainen ihminen voisi edes yrittää ymmärtää taolaista terveysfilosofiaa ja qigongia, hänen on hyvä sisäistää käsitteet *qi* sekä *yin (jin)* ja *yang (jang)*. Alkuperäisessä ja konkreettisessa merkityksessään qi tarkoittaa ilmaa ja hengitystä. Siitä käsite on laajentunut koskemaan ihmisen vitaalienergiaa. Qi käännetään tavallisesti energiaksi tai elämänenergiaksi, kaikkeuden energiaksi jne. Qi tulkitaan usein universaaliksi energiaksi, joka pitää sisällään lämmön, valon sekä sähkömagneettisen energian. Sitä on verrattu sähköön, sen tasavirtaan ja vaihtovirtaan. Qi voidaan ymmärtää myös aineen, energian ja hengen suhteeksi. Ted J. Kaptchukin mukaan mikään länsimainen käännös ei kuitenkaan täsmällisesti vastaa qin kiinalaista merkitystä. Hän esittää, että qi pitäisi ymmärtää materiaksi energian rajapinnassa tai energiaksi, joka on juuri materialisoitumassa. Jo tämän käsitteen sisällön spekulointi on Kaptchukin mielestä täysin länsimaista, kiinalaiset tekstit eivät edes yritä tehdä itse sanaa ymmärrettäväksi. Qi ymmärretään Kiinassa funktionaalisesti, vaikutuksensa kautta.

Gong puolestaan merkitsee harjoittelua, taitoa ja saavutusta ponnistelun kautta. Qigongharjoitukset ovat siten tapoja kehittää ja tasapainottaa elämän energiaa, erityisesti terveyden saavuttamiseksi. Qi'llä on kolme tavallista lähdettä. *Juan-qi* on alkuperäinen, syntymää edeltävä qi, joka osaltaan on vastuussa ihmisen peritystä olemuksesta. Toinen qin lähde on ravinto. Kolmas qin lähde on hengitysilma, josta keuhkoihin hengitetään qi'tä.

Qi'llä on erilaisia tehtäviä. Se seuraa jokaista liikettä, niin fyysistä kuin henkistäkin: kävelyä, syömistä, ajattelua, motivaatiota, unelmointia jne. Qi ei ole syy, vaan seuralainen kaikessa nousussa ja laskussa, tulemisessa ja menemisessä. Qi suojaa ihmiskehoa ympäristön vaikutuksilta. Qi on harmonisten muodonmuutosten lähde, se on mukana kaikessa aineenvaihdunnassa. Qi säännöstelee eritteitä ja pitää traditionaalisen kiinalaisen lääketieteen (TCM) mukaan "elimet paikoillaan". Qi myös lämmittää ruumiin. Qin eri lajeja ovat elinten qi, meridiaanien qi, ravinnon qi, vastustuskyvyn qi sekä hengityksen qi.

Qin epätasapainotiloja on erilaisia: qin puute ilmenee haluttomuutena liikkua, Munuaisten qin vaje inkontinenssina ja turvotuksina (edeemina). Qin vaje voi ilmetä myös murtuneena qinä, joka on äärimmäinen qin puutostila, se voi ilmetä esimerkiksi kohdun laskeumana, peräpukamina tai henkisellä tasolla syvänä suruna, aloitekyvyttömyytenä tai motivaation puutteena. Tukkeutuneesta qi'stä puhutaan, kun qin normaali liike kehossa on estynyt. Tämä voi ilmetä turvotuksena rintakehässä tai mahassa silloin, kun maksan qi on tukkeutunut. Qi saattaa myös virrata väärään suuntaan, kuten silloin kun vatsan qin kulkiessa väärään suuntaan seuraa pahoinvointia ja oksentamista.

Kaptchuk esittelee kirjassaan yinin ja yangin epätasapainon eri ilmenemismuotoja, joita on lukuisia, mutta joiden perusmalleja on kahdeksan. Nämä kahdeksan perusmallia muodostavat neljä vastakohtaparia: yin/yang, kylmyys/kuumuus, sisäinen/ulkoinen (syvyys/pinta) sekä puutos/liiallisuus. Yin määritellään myös feminiiniseksi, yang maskuliiniseksi. Mitään arvottamista määritelmät eivät sisällä, molemmat ovat yhtä tärkeitä. Vaikka yin ja yang ovat erilaisia ja toistensa vastakohtia, ne eivät voi olla erossa toisistaan. Yin ja yang tasapainottavat toisiaan. Silloin kun ihminen on terve, yin ja yang toimivat hänen kehossaan tasapainossa. Niiden vuorovaikutus ei ole pysähtynyt, vaan se on jatkuvassa hienovaraisessa liikkeessä siirtymässä yhdestä toiseen. Tämä jatkuva muodonmuutos on kaikkien muutosten lähde, joita elämässä esiintyy. Helposti ymmärrettävä esimerkki on hengitys, jossa sisään- ja uloshengitys vuorottelevat; ja silloin kun kaikki toimii kuten kuuluu, ne vuorottelevat tasaisella, rauhallisella rytmillä. Taolaisen terveysihanteen mukaan hengityksen pitäisi kulkea kuin lapsella, kevyesti ja rauhallisesti.

Laotse runoili aikoinaan: *"Se, minkä halutaan kutistuvan, täytyy ensiksi levittää; se, minkä halutaan heikentyvän, täytyy ensin tehdä vahvaksi."* Tätä yinin ja yangin vuorovaikutusliikettä heijastavat qigong-harjoitukset. Niiden syvin tarkoitus on kerätä ihmiseen qi'tä sekä tasapainottaa yinin ja yangin vaikutus kehossa ja mielessä.

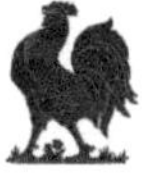

Viiden eläimen qigongissa on viisi eri liikesarjaa. Jokainen niistä on oma kokonaisuutensa. Jokainen niistä liittyy omaan elementtiinsä eli muuttuvaan vaiheeseensa[3] samoin kuin omaan vuodenaikaansa. Kiinalaisille viides vuodenaika tarkoittaa loppukesän ja alkusyksyn sadonkorjuuaikaa.

Viisi muuttuvaa vaihetta ovat Tuli, Maa, Metalli, Vesi ja Puu. Nämä viisi vaihetta edustavat kaikki elämän kiertokulkua: tuli polttaa puuta, tuottaa lämpöä ja energiaa, jota tarvitaan muutokseen ja aineenvaihduntaan; maa on luotu tuhkasta, jonka tuli oli synnyttänyt, ja joka ravitsee maata, jotta kaikki elävä voisi kukoistaa. Metalli on muodostunut maan mineraaleista. Vettä tarvitaan minkä tahansa elämän alkamiseen. Kun siemen on kylvetty maahan ja sille annettu vettä, siitä kasvaa puu. Puu on polttoainetta, jota tarvitaan tulen luomiseen.

Tässä kungfukoulussa opetettavassa Viiden eläimen qigongissa eläimet ovat kilpikonna, kurki, tiikeri, käärme ja lohikäärme. Monissa qigong-suuntauksissa kilpikonnan sijalla on leopardi, joissakin tyyleissä mukana ovat apina, kauris ja karhu. Myös niiden kohde-elimet ja liittyminen muuttuviin vaiheisiin vaihtelevat. Tässä kirjassa tarkoitan Viiden eläimen qigongista puhuessani *Wudang Daoist Wuxing Qigongia* eli Wudang-vuoriston taolaista viiden elementin qigongia, ja noudatan sen selityksiä.

Kilpikonnan muuttuva vaihe on Vesi ja vuodenaika

---

3. *Länsimaisissa käännöksissä puhutaan usein elementeistä, joka on vanha käännös ja staattisena olomuotona hiukan virheellinen. Englannin kielessä käytetään elementin lisäksi sanaa "phase", mutta mielestäni "faasi" on uussuomea, eikä kuvaa mitään. Saksan kielessä esiintyy elementin lisäksi "Wandlungsphase", joka on jo paljon lähempänä alkuperäistä merkitystä, sen sijaan suomen kielen "muutosvaihe" ei sekään kielikorvani mukaan ole ihan oikea termi, niinpä käytän vakiintuneen "elementin" lisäksi ilmaisua "muuttuva vaihe", joka kohtuullisen hyvin välittää olomuodon jatkuvan muutoksen ja liikkeen merkityssisällön.*

talvi. Se liittyy ihmiskehossa Munuaisiin[4], niinpä kilpikonna-qigongin harjoittaminen tekee hyvää Munuaisten toiminnalle. *Kurjen* vaihe on Tuli, vuodenaika kesä, ja se liittyy Sydämen toimintaan. Kurki-qigongin harjoittaminen parantaa mielialaa ja lisää energisyyttä. *Tiikerin* vaihe on Maa, vuodenaika on loppukesä ja varhaissyksy, ja se vaikuttaa Pernan toiminnassa. Tiikeri-qigongin harjoittaminen on hyväksi Pernalle (joka kiinalaiskäsityksen on yksi kokonaisuus sapen ja ruoansulatuksen kanssa) sekä tekee jänteistä ja luista vahvemmat. *Käärmeen* vaihe on Metalli, vuodenaika loppusyksy, ja se liittyy Keuhkoihin. Käärme-qigongin harjoittaminen on hyväksi keuhkoille ja tekee kehosta joustavan. *Lohikäärmeen* vaihe on Puu, vuodenaika kevät, ja se liittyy Maksan toimintaan. Lohikäärme-qigongin harjoittaminen on hyväksi Maksalle ja puhdistaa verta.

Viiteen muuttuvan vaiheeseen liitetään myös erilaisia tunnetiloja ja värejä. Veden hallitseva tunne on pelko, Tuli yhdistyy iloon, Maa huoleen, Metalli suruun ja Puu ärtymykseen. Veden värejä ovat tummansininen ja musta, Tulen väri on punainen, Maa liitetään keltaoranssiin, Metalli valkoiseen ja Puu vihreään. Väreistä ja niiden käytännön merkityksistä kerron lisää ruokavaliota koskevassa luvussa *Ihan kiinalainen dieetti* (s. 132).

Kiinalaistradition mukaan useimmat ihmiset syntyvät kehotyyppiin, joka heijastaa yhtä viidestä peruselemen-

---

4. *Kirjoitan nämä kiinalaisen lääketieteen käsitteet isolla alkukirjaimella Denis Vinokurin tapaan, koska ne poikkeavat länsimaisesta puhtaasti elimellisestä käsityksestä. Ted Kaptchuk kirjoittaa, etteivät Sydän, Keuhkot ja Munuaiset kiinalaisessa lääketieteessä ole fyysisesti sydän, keuhkot ja munuaiset. Ne on ymmärrettävä pikemminkin "rooleina näytelmässä, joka kertoo terveydestä ja sairaudesta".*

tistä. Sen seurauksena jokaisella on omat ravitsemukselliset tarpeensa, terveysongelmansa, jopa persoonallisuustyyppinsä, joka vastaa hänen muuttuvaa vaihettaan ja vuodenaikaansa. On toki myös mahdollista kuulua useampaankin vaiheeseen. Varsinkin nykyiset stressaavat ja epäterveelliset elämäntavat voivat johtaa kroonisiin terveysongelmiin, jotka heijastelevat eri kehotyyppien ongelmia. Siinäkin tapauksessa yksi vaihe on tavallisesti hallitseva.

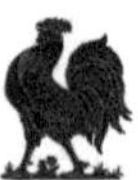

Olen kiinalaisessa horoskoopissa Kukko. En kovinkaan paljoa ymmärrä sen kummemmin kiinalaisesta kuin länsimaisestakaan horoskoopista mutta aiemminkin olen aina ajatellut, että koska olen Kukko (ja Oinas) tunnusvärini on punainen ja elementtini tuli. Kun aloin paneutua kiinalaiseen terveysajatteluun havaitsin itsessäni piirteitä tulen lisäksi myös Metallista ja Vedestä.

Vuonna 1957 kiinalaisen uuden vuoden jälkeen syntyneet ovat kiinalaisen astrologian mukaan tulikukkoja. En usko, että se kuitenkaan on niin mekaanista ja yksinkertaista, oletan että eri vuodenaikoina ja erilaisissa elämänvaiheissa ihmisellä saattavat vaihtuakin dominoivat elementit, tai ainakin jonkin toisen vaiheen vaikutus lisääntyä. Intuitiivisesti ajattelen, että luontaisesti edustan Tulen muuttuvaa vaihetta, mutta ollessani kroonisesti stressaantunut, ahdistunut ja hermostunut Vesi tai Metalli alkavat dominoida.

Koska liitän itseni sekä Tuleen että Metalliin ja Veteen, värejäni ovat punainen, valkoinen, tummansininen ja musta. Tämä ei tarkoita, että minun pitäisi ryhtyä pukeutumaan noihin väreihin, vaan sitä että minun kannattaa syömisissäni suosia noita värejä. Länsimainen rationaalinen mieli todennäköisesti pitää hölynpölynä tämänkaltaista ajattelua, mutta itse ymmärrän nämä käsitteet välineinä, ja ennen kaikkea symboleina, jotka auttavat itsetuntemuksen ja itseymmärryksen kehittymisessä.

Siinä, missä länsimainen lääketiede nojaa diagnoosinteossa mitattavin asioihin ja määrää oireiden ja mittausten mukaan lääkkeet, perustaa kiinalainen lääketiede diagnoosinteon yksilön havainnointiin ja yrittää löytää esiin epätasapainon. Ted J. Kaptchukin mukaan epätasapainolle ei etsitä syytä, vaan epätasapaino pyritään havaitsemaan ja korjaamaan tasapainottavilla toimenpiteillä. Kiinalaisessa lääketieteessä painopiste on siten laadullisella arvioinnilla, potilaan tilan tarkastelussa.

Koska täällä akatemiassa olen jatkuvasti yin ja yang -symbolien ympäröimänä, etsimättä mieleeni tuli luonteva vertauskuva: siinä missä länsimainen lääketiede on yang, on kiinalainen yin. Ne täydentävät toisiaan jatkuvassa harmonisessa liikkeessä. Kiinassa tämä täydentävyys ymmärretään ja tunnustetaan. Esimerkiksi kirurgiassa tarvitaan ilman muuta länsimaisia menetelmiä. Kiinassa on myös ilmestynyt useita kirjoja ja artikkeleita, joissa kerrotaan länsimaisen sairausluokituksen mukaiset vastineet kiinalaisille sairaudentilan määritelmille. Länsimaissa, ja varsinkin Suomessa, on vielä pitkä matka siihen, että virallisessa lääketieteessä ymmärrettäisiin laadullisesti mitattavien parantamismenetelmien merkitys. Mutta se, että johonkin on pitkä matka, ei tarkoita, etteikö eteenpäinmenoa tapahtuisi, ja etteikö joskus päästäisi perille. Länsimainen lääketiede keskittyy oireiden ja yksittäisten elinten sairaustilojen poistamiseen. Kiinalainen lääketiede sen sijaan on mitä suurimmassa määrin funktionaalista: se keskittyy häiriötilan korjaamiseen ja toimintojen tasapainottamiseen. Länsimaisessa lääketieteessä pyritään diagnoosin mukaisten oireiden poistamiseen ja sairauskohtaiseen paranemiseen. Kiinalaisessa lääketieteessä tavoitteena on kokonaisvaltaisesti terve, sekä itsensä että elämänsä ja muiden ihmisten kanssa tasapainossa oleva ihminen.

KILPIKONNA

Perinteisessä kiinalaisessa kulttuurissa kilpikonna on eläin,
joka kykenee ennustamaan tulevaisuutta. Kilpikonna yhdiste-
tään pitkään elämään, viisauteen, hiljaisuuteen ja tyyneyteen.
Kilpikonna kuuluu Veden muuttuvaan vaiheeseen ja se liittyy
ihmiskehossa Munuaisiin. Kilpikonnan vuodenaika on talvi,
ja sen hallitseva tunne on pelko. Sen värejä ovat tummansini-
nen ja musta. Kilpikonna-qigongin harjoittaminen on hyväksi
Munuaisten toiminnalle ja lisää syljen tuotantoa. Se myös aut-
taa tekemään kehostamme kimmoisan ja sitkeän.

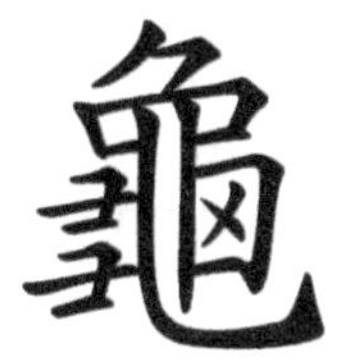

VEDEN MUUTTUVA VAIHE

Veden muuttuva vaihe liittyy kiinalaisen terveysajattelun tärkeimpään elimeen Munuaisiin ja sen kumppanielimeen virtsarakkoon. Nämä elimet auttavat nesteiden liikkeen säätelyssä kehossa ja kehon ulkopuolelle. Perinteisessä kiinalaisessa lääketieteessä Munuaiset yhdistetään läheisesti kasvuun, kehitykseen ja lisääntymiseen. Sen mukaan Munuaisissa sijaitsee koko kehon yinin ja yangin perusta, siinä on varastoituneena ying (essenssi) eli vanhemmiltamme perimämme "geneettinen koodi", joka suurelta osin ohjaa keskeisten elinten kuten aivojen ja selkäytimen varhaisen kehityksen. Siksi kiinalaisajattelun mukaan ennen syntymää ja syntymän jälkeen vahvat Munuaiset vaikuttavat kaikkeen terveyteen koko elämän ajan. Lisämunuaiset, jotka reagoivat stressiin tuottamalla kortisolia ja muita stressihormoneja, liittyvät kiinalaisessa terveysajattelussa läheisesti Munuaisiin. Stephen Gascoignen mukaan erityisesti kehon alaosan toiminnot ovat Munuaisten ohjauksessa. Jalkojen ja reisien ödeema sekä selluliittina havaittava turvotus ovat seurausta Munuaisten energian kulumisesta.

Tavallisimpia oireita, jotka Kiinassa liitetään heikkoon Munuaisten terveyteen ovat: tinnitus, varhainen kuuroutuminen, kuulo-ongelmat; hiusten varhainen harmaantuminen tai kaljuuntuminen; seksuaalinen haluttomuus tai muu seksuaalisen toiminnon häiriö; levottomuus, unettomuus, vaihdevuosioireet; jatkuva palelu, vilustuminen, kuumeet, yskä; krooninen alaselän kipu, valkovuoto, ripuli; polvien kipu tai muut luustoon liittyvät ongelmat; kudosten turvotus, erityisesti jaloissa ja jalkaterissä; krooniset virtsaamisongelmat, yövirtsaaminen; kuivuuden tunne, erityisesti suussa ja kurkussa sekä hikoilu ilman mitään syytä; epätavallisen paljon epävarmuuden ja pelon tunteita; huonomuistisuus sekä anemia.

Nämä Munuaisiin liitetyt ongelmat voidaan jakaa kahteen päätyyppiin: kuumaan ja kylmään eli yinin tai yangin vähäisyyteen. Näistä kokenut kiinalaislääkäri tunnistaa useita eri alalajeja. Minä kuulun johonkin sellaiseen alalajiin, koska minulla on oireita molemmista ryhmistä sekä kuumasta että kylmästä: kudosten turvotusta erityisesti jaloissa ja jalkaterissä, tinnitusta, jalkojen ja käsien kylmyyttä, polvikipuja, kuiva suu sekä epävarmuuden ja pelon tunteita.

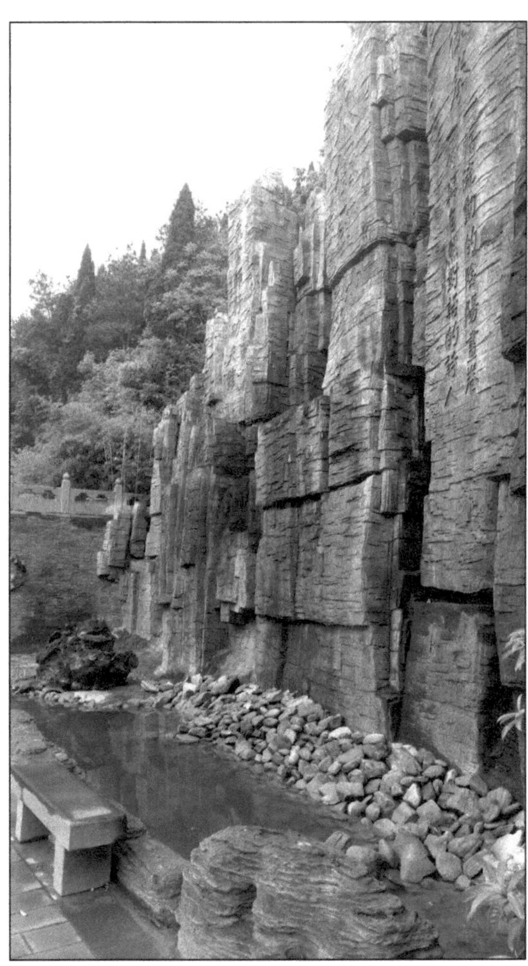

JOUSI ON VIREESSÄ JA JÄNNITÄT YHÄ

"You can do anything – but not everything."
David Allen

Qigong-harjoitukset sisältävät liikemeditointia ja hengityksen tasaista rytmiä, hitaasti etenevien, ikään kuin ilmassa lipuvien liikesarjojen koordinointia. Normaali päivämme täällä kungfuakatemiassa alkaa kymmenen minuuttia ennen harjoituksia tehtävillä venytyksillä. Keho lämmitellään ensin vetreämmäksi. Kaiken kaikkiaan harjoittelemme viisi tuntia päivässä, aamupäivisin kaksi tuntia, samoin kuin iltapäivisin, ja iltaisin pimeän jo tullessa vielä yhden tunnin ajan.

Vähintään kerran, mutta useimmiten kaksi kertaa päivässä teemme meditointiharjoituksia. Meditoimme seisten, kädet joko kyynärpäistä ojennettuina kämmenet toisiaan kohti puunhalausasennossa tai sitten puristettuna eteen eräänlaiseen voimanyrkkiin, jossa kämmenillä muodostetaan yin ja yang -symboli (naisilla oikean käden peukalo painaa vasemman käden "voimasormen" eli nimettömän tyveä, vasemman käden peukalo ja etusormi koskevat toisiaan, oikean käden muut sormet painuvat vasemman päälle; miehet tekevät liikkeen päinvastoin, vasen peukalo oikeaan kämmeneen painettuna). Kolmas meditontivaihtoehto on tehdä seisten niin kutsuttua pilviliikettä käsillä. En aluksi ollut millään oppia tuota oikean ja vasemman käden kuin lentoon lähtevää kiertoliikettä. Sittemmin tästä tuli yksi mieliasennoistani meditoinnille. Tänä aamuna kuvittelin harhautuvat ajatukseni pilviksi, jotka ilmaantuvat kasvojeni eteen ja katoavat pois taas toisen ajatuksen tieltä, joka sekin katoaa. Ihmiselle, jonka helmasynti on liika ajatteleminen, tämä on hyvin tärkeä harjoitus.

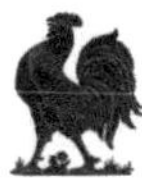

Kirjassaan *Stressaa! Hyvä paha paine* Ilkka Vartiovaara pohtii kysymystä, miten ihmeessä voisi kannustaa ihmisiä etsimään aktiivisesti hyvää stressiä elämäänsä. Stressiä pidetään pahana ja pois haluttavana asiana elämässä. Hyvä stressi saa kuitenkin ihmisen ponnistelemaan sekä ylittämään henkisiä ja fyysisiä rajojaan. Harjoitellessani qigongia tulin oivaltaneeksi, että hyvä stressi on kuin jousiammuntaa. Baduanyin-qigongin jousiammuntaliike on keskittynyttä lihasten ojentamista jännitysasentoon, joka palautetaan rennoksi ja taas jännitetään takaisin. Jos kehoni jumittuisi jatkuvaan jousiammuntajännitykseen, se olisi pahassa stressissä, mutta jollen jännittäisi sitä ollenkaan jousiammuntaliike ei onnistuisi, koko touhu olisi turhaa.

Oma stressini meni liialliseksi, kun vaadin vuosikausia itseltäni tiukkaa julkaisutahtia. Alitajuntani työsti kirjoja öisinkin, ja podin jatkuvasti tunnetta energian vähyydestä. Stressin positiivisen merkityksen tajusin hypätessäni ulos normaaliarjestani kungfuakatemiaan, jonka tarjoama stressi oli kulttuurikolareitten ja fyysisen harjoittelun aiheuttamaa – ja hyvin antoisaa luovuudelleni.

Vartiovaara kirjoittaa: *"Meidän pitäisi oppia ihmettelemään asioita ja tekemään kriittisiä kysymyksiä. Ellei ihminen olisi lajikehityksensä aikana koko ajan kyseenalaistanut lähes kaiken ja suhtautunut kriittisesti ikivanhoihin tapoihin toimia, ei hän koskaan olisi kyennyt kehittämään itseään ja yhteiskuntaa sille tasolle, jolla se parhaimmillaan oli ja on."* Tämä kaikki on sitä ihmisen perimmäistä miellyttämisen ja mukavuudenhalua vastaan, joka tavallisesti ohjailee ihmistä. Aikaisemmin ihminen mielellään ulkoisti ajattelemisen auktoriteeteille, nyt on meneillään kehitys, jossa se ulkoistetaan keinoälylle, esineitten internetille ja markkinoijille. Kun ihmiskunnan historiassa stressi oli fyysisiä vaaroja, nykyajan stressi on pään sisäistä – psykologista ja emotionaalista. Aasialaisessa ajattelussa stressi on sisäisen rauhan puuttumista, länsimaissa sitä pidetään jonkinlaisena oman kontrollin menetyksenä.

Olen nuoresta pitäen ollut joka suuntaan kriittinen ja kapinoinut kaikkea sovinnaista ja yleisesti hyväksyttyä vastaan. Joskus 13–14-vuotiaana olin jonkinlainen esigootti: kuljin kirkkaanpunaisessa minihameessa, reisipituisissa mustissa vinyylisaappaissa ja Viittakiven kansainvälisen opiston vintiltä löytyneessä nilkkoihin asti ulottuvassa mustassa samettitakissa, jossa oli erivärisiä pilkkuja. Henkisesti olin sekoitus tolstoilaista utopistisosialistia ja klassista anarkistia. Uskoakseni monet ovat elämäni varrella pitäneet minua rasittavana ihmisenä, mutta minut paremmin tuntevat tietävät, että pohjimmiltani olen hyvin kiltti. Harrastukseni on aina ollut elämän ihmettely, enkä pureksimatta niele mitään. Olen siis tiedostamattani kerännyt hyvää stressiä elämääni.

Enemmistö ihmisistä taitaa nykyisin potea työstressiä. Työelämän tahti on kiristynyt, tulosvaatimukset kasvaneet, eivätkä jatkuvasti takkuilevat tietokoneet, huonosti suunnitellut prosessit ja tehottomasti rakennetut tietojärjestelmät helpota siinä yhtään (suomalaisista 1,1 miljoonaa kärsii tietokoneongelmista joka viikko!). Mutta hyvin iso osa stressistä on kuitenkin ihmisen omaa valintaa. Kun olen tarkkaillut stressaantuneita ihmisiä, olen huomannut, että he hajottavat energiaansa satoihin pikkuasioihin. En ole koskaan uskonut moniajoon, ja stressaantuneilla näen hyvin tavallisesti pimputtelevia sovelluksia, viestejä vilkuttavaa Facebookia – ja samaan aikaan musiikki soi taustalla. Työssä yritetään tehdä kaikkea yhtä aikaa, ja lisäksi vielä seurata yhdessä tietokoneen ikkunassa sosiaalista mediaa. Stressin taustalla on usein myös tunne omasta riittämättömyydestä, epävarmuutta ja epäonnistumisen pelkoa. Monet ovat työelämässä jatkuvasti epämukavuusalueellaan,

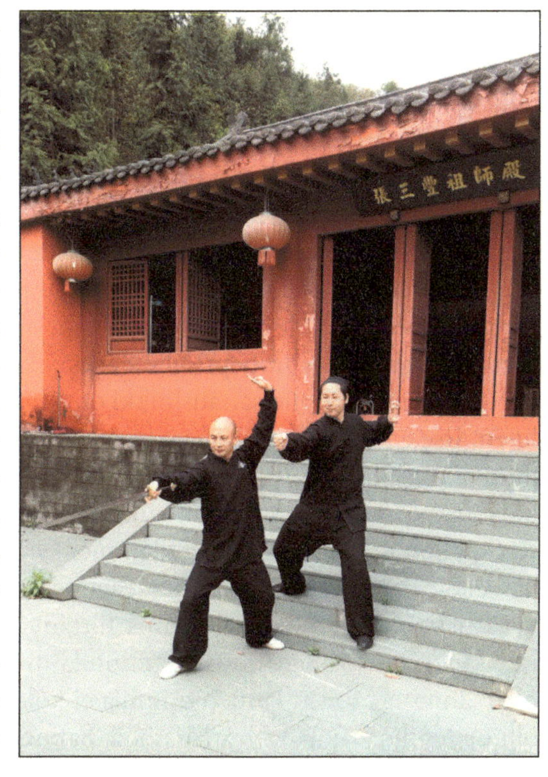

ja liiallisena sellainen syö terveyttä pahemmin kuin juuri mikään. Jos tulos tai ulos -työtahti on liian kova, kannattanee pohtia, onko se elämä elämisen arvoista? Voiko kvartaalin taloudellinen tulos olla elämän tarkoitus?

Kuten Vartiovaara kirjoittaa, keskushermosto ja ihmisen immuunipuolustus ovat kiinteästi toisiinsa yhteydessä, koska hermoradat ja hermopäätteet kiinnittyvät vastustuskyvylle elintärkeisiin elimiin. Immuunijärjestelmän solut reagoivat keskushermoston kemiallisiin signaaleihin. Psykologiset ja psykososiaaliset tekijät vaikuttavat puolestaan siihen, kuinka immunologinen järjestelmä reagoi näihin häiriötekijöihin. Vartiovaaran mukaan tunne-elämän vaikutuksia immuunisairauksiin tutkitaan paljon. On viitteitä siitä, että tunnepohjaiset tekijät saattaisivat liittyä joihinkin allergisiin sairauksiin, autoimmuunisairauksiin, moniin tartuntatauteihin ja syöpäsairauksiin. Vartiovaara selittää sen sillä, että tunteissa keskeiset neuropeptidi-nimiset aineet voivat säädellä immunologista aktiivisuutta sekä sairastumisessa että paranemisessa. Mielialoja ja tunteita säätelevistä aivojen osista on löytynyt jopa 40 kertaa enemmän neuropeptidille herkkiä kohtia kuin aivojen muista osista. Siksi tuo sairauslinkki on (tieteellisesti) mahdollinen. Itse en epäile hetkeäkään, etteikö niin olisi. Ei niin, että ihminen jotenkin olisi syyllinen sairauksiinsa, vaan niin että meidän tunne-elämämmekin vaikuttaa niissä – todennäköisesti paljon enemmän kuin tiedämme. Omalle allergisuudelleni ei ole löytynyt syytä, en edes reagoi ihotesteissä kuin aivan lievästi koirankarvoille. Olen aina liittänyt allergiani aistiyliherkkyyteeni. Jo ihan nuorena minulla oli usein tunne, että olen "ihoton", toisin sanoen minulla ei kokemukseni mukaan ollut edes ihoa suojana ympäristöltä. Sanonnan mukaan jokin asia voi "tulla iholle", minulla monet asiat ovat menneet ihon läpikin.

Kiinalainen lääketiede selittää linkin toisin päin: elimistömme epätasapainotilat heijastuvat mieleemme erilaisina tunteina. Niinpä, kun keho autetaan palaamaan tasapainoon, tunteetkin muuttuvat tasapainoisemmiksi. Tässä taitaa olla vinha perä.

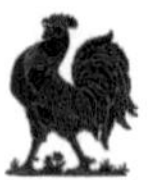

Olen havainnut niin itsessäni kuin muissakin ihmisissä, että kun stressi on tarpeeksi paha, se johtaa huonojen tapojen kehään. Stressi ruokkii itseään henkisellä ja fyysisellä roskaruualla. Se tekee monista ihmisistä itsekkäitä, omaan napaan tuijottajia. Minä alan nukkua huonosti, en jaksa treenata enkä ulkoilla metsässä, mieli alkaa tehdä sämpylöitä, hilloa, lakritsaa ja suklaata... Sen seurauksena energiatasot ovat nollassa, ja on kovin helppo luisua iltaisin makoilemaan sohvalla ja haahuilemaan sosiaalisessa mediassa.

Olin aloittanut stressinhoidon vakavasti jo pari vuotta ennen Kiinaan matkustamista. Päätin, etten enää pakota itseäni tiukkaan kirjoitus- ja julkaisutahtiin. Kirjoitan tilaustyöt ja muuten ihan mitä huvittaa. Kiinassa hyppäsin lopullisesti pois kehästä. Löysin taas luontaisen kurinalaisuuteni ja oman rytmini. Minun on hyvin helppo olla kurinalainen, kunhan noudatan minulle sopivaa arjen rytmiä. Ihanteellisessa arjen rytmissäni menen petiin illalla kahdeksan aikoihin, luen noin tunnin verran ja käyn yhdeksältä nukkumaan. Herään viideltä ilman herätystä ja nousen työpöydän ääreen kirjoittamaan. Aivot ja alitajunta työskentelevät rentoina ja kirkkaina, ja tekstiä syntyy helposti. Aamupäivisin kirjoitan, teen mikrotreenejä ja qigonharjoituksen. Iltapäivisin teen kotitöitä, luen, ajattelen ja joskus lenkkeilen metsässä tai treenaan kotona joogaa, hulavanteella, kahvakuulilla... Taustamusiikki on aasialaista meditaatiomusiikkia. Mutta koska elämässäni on muitakin ihmisiä ja velvollisuuksia, joudun tekemään kompromisseja ja noudattamaan ihannerytmiäni vain osittain.

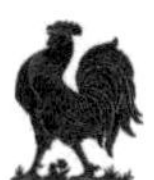

Frank Forencichin mukaan stressi on vähätelty epidemia. Se ei pelkästään tee tuhoa kehoissamme, vaan sotkee myös kykymme hahmottaa, ymmärtää ja arvioida asioita ja tilanteita. Se heikentää kykyämme tehdä tervejärkisiä päätöksiä. Ympäristömme on hyperlinkittynyt ja hyperstressaava; vanhaan maailmaan verrattuna saamme koko ajan reaaliaikaista tietoa siitä, mitä maailmalla tapahtuu. Ihmiselämä on aina ollut uhkia ja vaaroja täynnä, mutta nykyaikana olemme siitä tietoisempia jatkuvan uutistulvan vuoksi. Forencich edustaa näkökulmaa, jonka mukaan itäafrikkalainen metsästäjä-keräilijän kehomme on lujilla, kun se on siirretty uuteen, uljaaseen maailmaan. Stressi on hyvin sopeutuvaista, ja me ihmiset sopeudumme stressiin tehokkaasti. Forencich ilmaisee asian siten, että emme voi astua samaan stressiin kahdesti. Stressihormonit aktivoituvat yhä tehokkaammiksi ja hermoratamme ikään kuin lukkiutuvat stressiasentoon. Samaan tapaan kuin kuvitellut pelot aiheuttavat samanlaisen reaktion kuin oikeatkin, mielemme pystyy kuvittelemaan tai luomaan stressikokemuksen ilman, että siihen olisi todellisia perusteita. Siinä vaiheessa kun hermosto on oppinut stressaajaksi, sen on helppo kehittää hirmuinen stressireaktio vaikkapa kanssa-autoilijasta.

Forencich toteaa, että stressi saa ihmisen käpertymään itseensä, kun taas rentoutuminen avaa ovet ulkopuoliseen maailmaan. Hän suosittelee mikrotreenejä pitkin päivää laukaisemaan stressiä ja avaamaan kehon lukkoja. Olen jo vuosia noudattanut mikrotreeni-ideaa: työskentelen seisten aina kun jalkojen kunto antaa myöten, lattialla on golfpallo, jolla teen jalkapohjille faskiatreeniä, toinen golfpallo on työpöydällä ja puristelen sitä välillä, kurkotan käsivarsia ylös ja venyttelen tai steppaan hetken tasapainotyynyllä. Sillä tavoin saan jännitykset laukeamaan ja veren kiertämään aivoissa.

Sitä en tiedä, missä määrin stressimme taustalla on luterilainen pelko laiskottelusta, ja laiskottelunahan pidämme kaikkea sitä aikaa, jolloin emme tee mitään hyödyllistä. *Juha T. Hakala* on kirjoittanut laiskottelun puolustuspuheen kirjassaan *Luova laiskuus – anna ideoille siivet.* Halutessaan selvittää luovuuden lähteitä Hakala lähetti fysiikan ja kemian Nobel-palkinnon saaneille postia, jossa kyseli heidän luovuutensa taustoja. Miten he ovat tehneet tieteellisiä läpimurtojaan. Hakala yllättyi, että niinkin moni suostui vastaaman. Iso osa vastauksista oli niukan asiallisia, mutta joukossa oli myös vaikeasti tulkittavia tilityksiä. Niissä puhuttiin "pähkähulluista" mielleyhtymistä ja alitajunnasta nousevien mielteiden "kuuntelemisesta". Muutama yhdisti alitajunnan toimintaan myös intuition, mikä oli Hakalan mielestä yllättävää huippuluokan fyysikoilta ja kemisteiltä. Minusta se ei ole alkuunkaan yllättävää.

Näiden kokeneiden ja paljon saavuttaneiden tutkijoiden viesti oli: ei pidä hätäillä. Ideat syntyvät, kun pystyy hetkeksi irrottautumaan arjen paineista ja unohtamaan työhuolensa. Taiteilijat ovat ratkaisseet tämän omilla tavoillaan. Hakala lainaa kirjailija *Charles Bukowskia*, jolta kysyttiin hänen luovuutensa taustoista. Bukowski tähdensi luppoaikaa, sitä että ollaan tekemättä yhtään mitään. Makoillaan vain ja tuijotetaan kattoon. Tätä Bukowski piti kaikkein tärkeimpänä. Nykyisessä työelämässä sosiaalinen media on varastanut luppoaikaroolin, mutta sen sijaan että se virkistäisi ja synnyttäisi ideoita, se useimmiten vain syö energiaa ja lisää hermoärsytystä. Bukowskin sanoin: *"Kuinka moni tässä maailmassa enää kykenee luppoajan pitämiseen? Vain harva! Ei juuri kukaan! Tässä on syy, miksi meidän oman aikamme ihmiset ovat hulluja, turhautuneita, vihaisia ja kaiken päälle vielä ilkeitä."*

Nykyisessä työelämässä puhutaan mieluummin työntekijöiden aivojen yhteisistä ideamyrskyistä (brainstorming), ja on autuaasti unohdettu ideoiden tarvitsevan hidasta aikaa, haudutteluaikaa. Ongelma kannattaa jättää hautumaan. Alitajunta toimii parhaiten silloin, kun meidän ei enää ole pakko pohtia ongelmaa – ja kun ideat tulevat, ne kannattaa heti kirjoittaa muistiin. Hakala painottaa, että asiaan keskittyminen on hyvä, mutta liiallinen päämäärähakuisuus on virhe. Höyryjyrämäinen yhteen paikkaan tuijottelu nujertaa kaikki erilaiset ja luovat ratkaisutavat. Tämä on muuten hyvin taolainen ajatus, liika pyrkiminen johtaa vastakohtaansa, ei suinkaan menestymiseen.

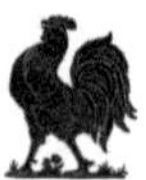

Olen jo vuosikymmeniä hyödyntänyt työssäni niin alitajuntaa kuin intuitiotakin, mikäli ne voi jotenkin erottaa. Free lance -aikoinani kuuntelin haastattelunauhan illalla vähän ennen nukkumaanmenoa, ja nousin aamuvarhaisella kirjoittamaan artikkelin. Usein olin tehnyt päivän työt jo yhdeksään mennessä aamupäivällä. Minulla on iso pinkka muistikirjoja. Niitä on laatikossa, yöpöydällä, työpöydällä ja hyllyillä, ja joku mahtuu aina mukaankin. Ne liittyvät eri teemoihin, yhteen kerään satunnaisia mieleenjuolahduksia ja päiväkirjamaisia merkintöjä, toiseen muistettavia työasioita, kolmanteen ideoita ja näkökulmia johonkin tiettyyn kirjaan, neljänteen niitä samoja liittyen toiseen suunnitteilla olevaan kirjaan jne. Minulla on kirjaideoita, joita olen haudutellut – ja joihin olen kerännyt materiaalia – kymmenenkin vuotta. Niin kuin nyt tämä, jota parhaillaan kirjoitan. Kiinnostavasti alitajuntani on yhdistänyt kaksi erilaista tietojen, ajatusten ja ideoitten virtaa koskemaan tätä projektia. Alunperin kiinnostukseni muinaista Kiinaa ja taolaisuutta kohtaan kulki eri rataa kuin kiinnostukseni vanhenemisen "väistämättömyyttä" kohtaan. Ne olivat eri muistikirjoissa.

Olen ison osan elämästäni työskennellyt vapaana kirjoittajana. Stressini on syntynyt siten sisältäpäin, olen itse asettanut aikatauluni. Ammattitaidon kasvaessa monet stressitekijät ovat vähentyneet, mutta jäljelle on jäänyt se vaikein: luovuuden stressi. Olen pitänyt liian tiukkaa tahtia, ja asettanut luovuudelleni liian kovia vaatimuksia. Olen ikään kuin repinyt alitajuntaani. Siksi yksi elämäni viisaimmista päätöksistä oli pitää tauko. Edellisen kirjani ilmestymisestä on tätä kirjoittaessani kolme vuotta. Halusin saada aikaa miettiä, mitä kirjoitan ja miten – vai kirjoitanko ylipäätään mitään. Halusin saada aikaa lukea paljon ja ajatella rauhassa.

TUIJOTAT, MUTTA ET NÄE KÄTKETTYÄ

"Wer zugleich seinen Schatten und sein Licht wahrnimmt, sieht sich von zwei Seiten, und damit kommt er in die Mitte."[5]
Carl Jung

"Muistikirjasta 29.3.2017
Viime yönä heräsin miettimään omaa psykologiaani. Huvitta-vaa kyllä, mietin liikaa taipumustani miettiä liikaa. Se, että ennakoi ja ottaa tulevaisuutensa haltuunsa on täysin eri asia kuin liika hätäily ja huolehtiminen mahdollisista tulevista tapahtumista. Yksi toisensa perään skenaarioita ja toiminta-suunnitelmia, joiden tarkoituksena on oikeasti vain suojata yliherkkyyttäni pelkotiloilta. Kun minun sen sijaan pitäisi mennä pelkotilojeni ytimeen ja miettiä, miksi minusta on tullut kilpikonna."

Herään vartin yli neljä aamulla, huomaan olevani virkeä ja nousen kirjoittamaan. Tänä aamuna mieleni askaroi tuntei-den ja traumojen parissa. Tukahdutetut tunteet vaikuttavat ruumiin terveyteen monella eri tavalla, ne voivat varastoitua vaikkapa faskioihin ja aiheuttaa kroonista kipua. Tunteita ei kannata väheksyä, viimeaikainen länsimainen tutkimus on osoittanut, että särkyneeseen sydämeen voi todellakin kuolla. Berkeleyn yliopiston tutkijoiden mukaan tunteet sinänsä eivät vaikuta kehossa, vaan tukahdutetut tunteet.

---

5. *"Joka samaan aikaan tiedostaa varjonsa ja valonsa, näkee itsensä molemmilta puolilta ja löytää tien omaan ytimeensa."* (Vap. suom. Varpu Tavi)

Vasta nyt kuusikymppisenä olen oivaltanut, että pohjimmainen tunteeni koko elämäni ajan on ollut turvattomuudesta kumpuava pelko. Minua rakastaneet miehet ovat joutuneet tämän kokemaan. Jo ensimmäinen mieheni totesi aloittaessamme yhteisen taipaleen 18-vuotiaina, että minun kanssani on raskasta olla, kun pitää olla yhtä aikaa poikaystävä, isä ja perhe... Siksi henkiseen stressiin liittyvä olomuotoalueeni on intuitioni mukaan Vesi ja Qigong-eläimeni stressaantuneena Kilpikonna. Olen jo vuosikymmeniä tiedostanut turvattomuuteni; olen ymmärtänyt hakeneeni turvaa menemällä naimisiin isokokoisen ja kaljun miehen kanssa jo kaksi kertaa. Mutta en ole kuitenkaan koskaan ymmärtänyt, mistä pohjimmainen turvattomuuden tunteeni oikein johtuu.

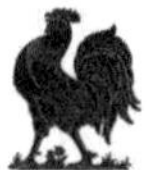

Ensimmäinen järkytys olivat varmastikin selkäsaunat, joita lapsena sain. Olen myöhemmin äidiltäni kysynyt, miksi minua piiskattiin. Hän vastasi, että siihen aikaan 1960-luvun alussa uskottiin vielä, että joka vitsaa säästää, vihaa lastaan. En ole vanhemmilleni katkera, mutta toisaalta en koskaan unohda, kuinka kuusivuotiaana kiipesin pienen kumollaan olevan sinkkiammeen päälle ja katsoin kylpyhuoneen peilistä verijuomuille hakattua takapuoltani. Olin suunnattoman järkyttynyt. Isä oli piiskannut ja äiti pitänyt jaloista kiinni. Vielä aikuisenakin koen, että koko näytelmä oli silkkaa sadismia. En tiedä, mitä vihaa vanhempani sisältään purkivat, kun moiseen pahoinpitelyyn kykenivät. Syy piiskaamiseen oli se, että olin pelännyt hammaslääkäriä niin kauheasti, että olin huutanut kuin palosireeni ja purrut hammaslääkäriä käteen. Piiskaamalla en pelosta päässyt, mutta en ole sen koommin purrut hammaslääkäreitä.

Turvattomuuteeni on vaikuttanut varmasti sekin, että vanhempieni erottua asuin isäni kanssa, mutta käytännössä yksin. Olin noin viisitoistavuotias. Isä asusteli naisystävänsä, tulevan vaimonsa luona. Vaikka käytännössä isän uusi vaimo (ja hänen sukunsa) olivat kimmokkeena vanhempieni avioeroon, ymmärsin toki jo silloin, että heidän avioliittonsa olisi päättynyt eroon joka tapauksessa. Minulla oli kaupassa tili, joten ruokaa kyllä sain, mutta olin ihan lohduttoman yksin – ja turvaton. Paras ystäväni alkoi noihin aikoihin kulkea vakituisen poikaystävän kanssa, joten olin aina koulun jälkeen yksin. Kuuntelin postilaatikon rapsahdusta ja toivoin, että jotakin kuuluisi. Koko tämän elämänvaiheen olin pyyhkinyt muististani liian kipeänä. Kaikki palasi mieleeni vasta kun vuosikymmenien jälkeen tapasin silloisen naapuriperheen tyttären, joka muisteli noita aikoja. Hänen äitinsä oli kehottanut "pitämään Varpuun yhteyttä, koska tämä on aina niin yksin". Olimme kuulemma kävelleet pitkiä kävelylenkkejä, ja minä olin puhunut hänelle, kuinka ihailen isääni. Sanaakaan en ollut isäni poissaolosta johtuvasta yksinäisyydestäni maininnut, kai kielsin sen tietoisuudestani. Myöhemmin torjuin vuosikymmeniksi nämä muistot: muistissani oli tuon ajan kohdalla tyhjä, musta aukko. Unohtaminen on kieltämistä. Vasta tavattuani naapuriystäväni noilta ajoilta, ymmärsin runot, joita olin tuossa iässä kirjoittanut.

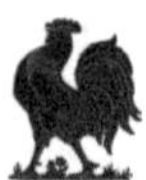

Kun isäni sitten meni uusiin naimisiin ollessani 16-vuotias, alkoi seuraava musta vaihe elämässäni. Asuin uusioperheessä vain vuoden. Isän kuoleman jälkeen sain kirjeenvaihtomme, jonka hän oli huolellisesti säilyttänyt, kopiot omista kirjeistään ja minun vastaukseni. Hän oli merkinnyt saapumispäivät, laittanut kopion omasta vastauksestaan, mikäli ylipäätään oli vastannut. Meni yli kaksi vuotta ennen kuin pystyin lukemaan niitä kirjeitä. Ennen kuin ahdistus ei enää hyökynyt mustana päälle.

Vanhin oli ajalta, jolloin asuin isän ja hänen vaimonsa kanssa. Olen kirjoittanut kirjeen samassa talossa asuvalle isälleni, koska hänelle ei voinut puhua. Kysymys oli seitsemän markan viikkorahasta (noin yksi euro seitsemänkymmentä senttiä nykyrahassa, hintataso oli toki toinen mutta vähän tuo oli silloinkin). Sen vastineena minulla oli lista päivittäisiä velvollisuuksia. Talon siivous, minun ja pikkusisareni pyykin pesu (kiinnostava yksityiskohta oli, etten saanut pestä minun ja sisareni sukkia pesukoneessa, vaan ne piti pestä käsin), ruuanlaittovuoro jne. Minusta oli ihan oikein, että osallistun kodin töihin. Mutta minusta ei ollut oikein, että jouduin joka viikko riitelemään isäni kanssa sovitusta viikkorahasta. Sillä viikkorahalla ostin vaatteeni, terveyssiteeni, kosmetiikkani ja tapasin ystäviäni. Eikä se viikkoraha niihinkään riittänyt, jaoin vielä ilmaislehtiä ja mainoksia tulojeni täydennykseksi. Kirjeen mukaan isä vain kylmin kasvoin ilmoitti päivän tehtäväni ja suuttui, kun kysyin viikkorahasta. Vastauskirjettä ei ollut. En muista, miten viikkorahajupakka päättyi.

Jossakin vaiheessa huomasin, että kävelen joka aamu itkien kouluun. Silloin ymmärsin, ettei näin voi jatkua. Olin 17-vuotias muuttaessani pois heidän luotaan. Isä ei asiaa ymmärtänyt, hänellehän ei koskaan saanut puhua niin kutsutuista ikävistä asioista. Hän ei liioin koskaan kysynyt minulta syytä. Jostakin isäni ja äitipuoleni keksivät tarinan, että muutin avoliittoon miehen kanssa ja minulle tehtiin abortti. Mistä he tarinan nappasivat, voin vain arvella. Totta se ei ollut. Kämppäkaverini nimi oli Kirsti. Jos he koskaan olisivat tutustuneet minuun, he olisivat tienneet, että vaikka en missään tapauksessa vastusta aborttia yhteiskunnallisella tasolla, kunnioitan elämää aivan liikaa, jotta olisin raskaudenkeskeytystä omalle kohdalle harkinnut. Mikäli olisin ollut raskaana. Tällä tarinalla saatiin aikaan vain se, että lukiossa minua toisten oppilaiden sijaan koulukiusasivat eräät opettajat. Luokkakaverini tukivat minua monin eri tavoin, esimerkiksi kantamalla minulle koulun ruokalasta kahden desin maitopurkkeja ja Viola-juustoja, joita sitten säilytettiin kylmässä luokkahuoneen ikkunalasien välissä. Minullahan oli tuohon aikaan niin vähän rahaa, että elin lähinnä pinaattikeitolla ja kahvilla yhden talven. Isän mielestä syypää oli (ihana) luokanvalvojani, joka oli lohduttanut minua: "Älä välitä, mitä sinusta puhutaan, itse tiedät kyllä, mikä olet." Luokanvalvoja oli tapaamisessa uskaltanut moittia isääni. Isä oli siitä kovasti tuohtunut. "Hänhän puhui ihan kuin minä olisin johonkin syyllinen!"

Kun nyt luen harvoja kirjeitämme, huomaan, että meillä on ollut puolin ja toisin väärintulkintoja. Isän mielestä minun kanssani ei voinut puhua, minun mielestäni hänen. Huomasin, ettei hän ymmärtänyt keskeisiä viestejäni, vaan tarttui minun näkökulmastani sivuseikkoihin. Suhteemme oli pahasti rikki. Olin aivan liian haavoittunut, ja isäni kuvitteli, että minulla oli jotakin hänen uutta avioliittoaan vastaan. Ei minulla avioliittoa vastaan sinänsä mitään ollut, minua ei vain koskaan otettu juuri tuon perheen jäseneksi. Poismuuttoni syy oli, etten koskaan tuntenut paikkaa kodikseni. Koin, että minua pakotetaan muottiin, johon en sovi. En saa olla oma itseni. Minulla oli sisäisesti kylmä, olin ahdistunut ja tiesin, että säilyttääkseni itsekunnioitukseni ja mielenterveyteni, minun on lähdettävä.

Pikkusisareni joutui kokemaan henkistä väkivaltaa koko sen lyhyen ajan, jonka hän perheessä asui. Äitipuoli luki hänen päiväkirjaansa salaa ja raivostui, kun lapsi kaipasi omaa äitiään. Hän kuunteli sivupuhelimessa siskon ja äidin puhelut. Sisko oli hänen mielestään myös liian lihava (ei ollut, se oli ihan normaalia lapsen pyöreyttä), joten jos sisko oli syönyt hänelle annetun suklaapatukan, seurauksena oli sulkeminen pimeään vaatehuoneeseen, joka toimi hänen huoneenaan. Kahvan sai ulkopuolelta kiinni ja valon pois. Minä tunnen vieläkin syyllisyyttä siitä, että ajattelin vain itseäni, jätin pikkusiskon sinne ja muutin pois.

Sisko asui poismuuttoni jälkeen vielä puoli vuotta uusioperheessä, kunnes hänen läsnäoloaan ei enää toivottu. Hän oli jo ollut muutaman vuoden heittopussi vanhempieni välissä. Äiti asui silloin Ruotsissa, toisessa avioliitossaan. Isä vei pikkusiskon lentokoneeseen, kymmenvuotiaana reppu selässä toiseen maahan. Äiti oli vastassa. Pikkusisko pantiin ummikkona ruotsalaiseen kouluun. En tiedä miten on mahdollista, etteivät vanhempani lainkaan ymmärtäneet siirtävänsä oman sotalapsuutensa traumat pienelle tyttärelleen.

Eräässä (vuodelta 1980) vastauskirjeessäni isälle, joka oli syyttänyt minua takertumisesta onnettomaan lapsuuteen, kirjoitan: "Menneisyys on tärkeää ainoastaan nykyisyyden ymmärtämiseksi. En tuonut näitä asioita esiin piehtaroidakseni onnettomassa lapsuudessa, vaan nykytilanteen rehelliseksi hahmottamiseksi. En ole niin yksisilmäinen, että kieltäisin omat virheeni. En tunne tarvetta käpertyä onnettoman lapsuuden ympärille, joten nuo asiat alkavat jo olla menneen talven lumia."

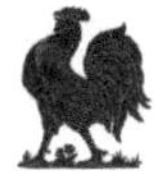

Isäni poissaolo elämästäni jatkui. Vuosikymmeniä noudatin periaatetta "kun ei odota mitään, ei myöskään pety; kun ei ajattele asiaa, ei tee kipeää", mutta eihän se niin mene. Isäni kerran sairastuttua vakavasti ehdotin, että lähdemme liikkeelle puhtaalta pöydältä. Kirjoitin rehellisen ja syvällisen kirjeen, johon hän ei koskaan vastannut. Tajusin, että hänen kanssaan on turha odottaa mitään välien ja tunteiden selvittelyä. On tilanteita, joissa viisainta on jättää asioita silleen. Oli paljon asioita, joita isä ei halunnut kohdata, jotka hän kuullessaankin ohitti kuulematta, koska ne eivät sopineet siihen elämäkertaan, jota hän elämästään kirjoitti.

Noiden vuosikymmenten aikana tapasimme korkeintaan kerran vuodessa, aina minun aloitteestani. Kävimme Jyväskylässä lohisopalla ja keskustelin hänen kanssaan kuin työelämäni virallisissa tapaamisissa. Business as usual. Useimmiten ne tapaamiset sujuivat ihan hyvin. Isän kanssa oli helppoa keskustella fiksusti – molemmille neutraaleista asioista. Pari kertaa hän täysin tajuamattaan loukkasi minua syvästi. Kerran hän hyvesignaloi ja kehui, kuinka hän hyvätuloisena eläkeläisenä haluaa tukea tyttöjen koulutusta ohjaamalla joogaopetuspalkkionsa Planille. En voinut olla ajattelematta minua ja sisartani, jotka olemme joutuneet opiskelemaan työn ohessa pidemmän kaavan kautta – saamatta koskaan isältämme senttiäkään tukea. Omien (ensimmäisen avioliiton) tyttärien opiskelemisen tukemisesta ei kai olisi hyvegloriaa herunut. Toisella kerralla lähestymässä olivat hänen 80-vuotispäivänsä ja kysyin, miten hän aikoo viettää niitä. Isä vastasi: "Me vietämme ne ihan perheen kesken. Naiset ovat varmaan suunnitelleet jotain." En uskonut korviani. Isä ei huomannut yhtään mitään. Kuulin jälkeenpäin, että perhe oli matkustanut Kreikkaan. Minua ja miestäni, sisartani ja sisaren lapsia ei perheeseen kuuluviksi tietenkään laskettu.

Ei ole ihme, että isänpäivänä pidän aina sosiaalisen median kiinni. Minuun sattuvat aivan liikaa kaikki ne kuvat ja muistelot ihanista isistä, jotka aina ovat kannustaneet, rakastaneet ja olleet tukena. Olleet elämässä läsnä.

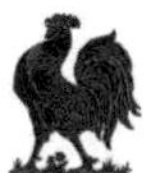

Kuolinvuoteellaan isälle tuli hirmuinen hätä saada tavata minut. Käytännössä hän sinnitteli elossa niin kauan, että pääsimme mieheni kanssa Saksasta häntä tapaamaan. Hänen tärkein asiansa oli: "Onhan meidän välillämme kaikki hyvin?" Luonnollisesti vakuutin, että on. Meidän välillämme on kaikki hyvin. Seuraavana aamuna isä kuoli.

Puhuin totta, sisälläni ei ole kaunaa. Vain surua, ettemme koskaan tutustuneet, emmekä koskaan tulleet niin läheisiksi kuin olisimme voineet. Olin kuitenkin ainoa hänen perhepiirissään, joka ymmärsi niitä asioita, joita isä koko aikuisen elämänsä ajan tutki. Joogaa, zenbuddhismia, filosofiaa ja ortodoksista uskoa. Isän isä Nikolai (Mikko) Tavi oli rajantakaisen Karjalan ortodokseja, ja minä luin jo 14-vuotiaana Tito Collianderia ja Vaeltajan kertomuksia.

Ilmeisesti isä parin viimeisen vuoden aikana ennen kuolemaansa oli kuitenkin ymmärtänyt todellisen läheisyytemme. Hän hämmästytti minua soittamalla minulle Saksaan kaksi kertaa samana vuonna – ja kysymällä, mitä minulle kuuluu. Olin asunut Saksassa jo kaksikymmentä vuotta, ja aiemmin siihen mennessä hän oli soittanut yhteensä kaksi kertaa eli kerran kymmenessä vuodessa. Silloinkin aiheena olivat olleet hänen omat kuulumisensa, lehti- tai radiohaastattelut ja kunnianosoitukset. Päivälleen vuosi ennen kuolemaansa isä oli perheensä tietämättä tehnyt uuden testamentin, jossa hän määräsi minulle meditaatiokellojen kokoelmansa sekä joogakirjansa.

Kerran isäni muisteli aikaa, jolloin olin ihan pieni ja

hän vielä nuori teknikko-opiskelija. Isä oli tehnyt piirustus-pöydän ääressä tehtäviään, ja minä istuin lattialla lempipuu-hassani. Leikkasin sarjakuvalehdestä ruutuja irti, ja liimasin ne uuteen järjestykseen paperille, omaksi tarinakseni. Olin ihan hiljaa ja rauhallinen. Isän mukaan meidän välillämme vallitsi suuri yhteys. Miksi ja mihin tuo yhteys sitten katosi?

Jälkiviisaana siihen lienee aika yksinkertainen selitys. Yhtey-temme katosi ensinnäkin isän sotalapsuuden aiheuttaman tunnevammaisuuden ja minun yliherkkyyteni vuoksi, joka sai

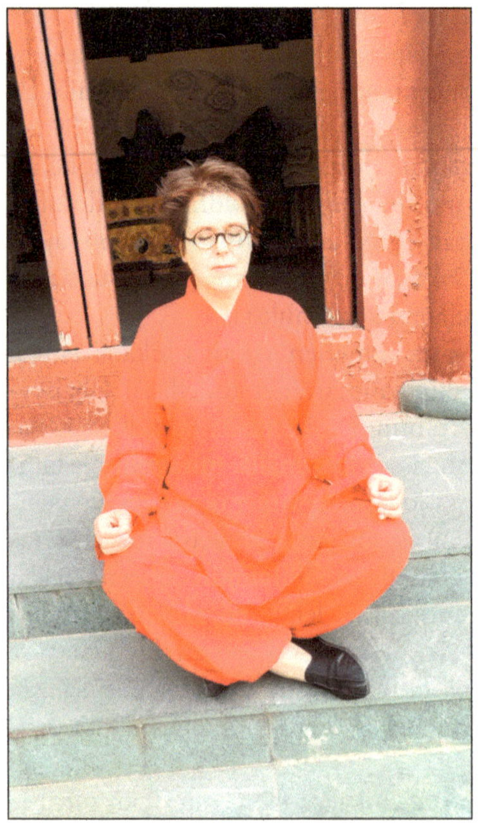

hänet (syyllisyyden-tuntoisesti) muista-maan äitini. Toiseksi siihen, että äitipuo-leni ei koskaan ha-lunnut uusioperheen yhdistymistä, päin-vastoin. Minä en koskaan ollut terve-tullut perhejuhliin. Ensimmäinen mie-heni, jonka kanssa elin kaksikymmentä vuotta, tapasi isäni kaksi kertaa. Toinen avioliittoni oli kes-tänyt 25 vuotta ja mieheni oli tavan-nut isäni kaksi ker-taa ennen kuin hän kohtasi tämän kuo-linvuoteella. Olimme tulleet käymään kaikkina niinä kahtena kertana, jolloin meidät oli kutsuttu. Tätä isä ei koskaan huomannut, eikä edes halunnut ymmärtää.

Isän kuoleman otin tyynesti, itkin vain kerran. Olinhan isättömyyttäni surrut jo vuosikymmeniä. Eihän sellaista voi menettää, mitä ei ole ollutkaan. Alitajuntani kuitenkin reagoi. Minulle tuli ensin kokovartaloihottuma, jolle ihotautilääkäri ei koepalan oton jälkeenkään löytänyt syytä. Ihottuma hellitti pikkuhiljaa mutta katosi lopullisesti vasta, kun vuotta myöhemmin kerran meditoidessani isän buddhalainen rukousnauha kädessäni oivalsin, että minähän kuitenkin olen perinyt sen parhaimman osan – isästäni ja isältäni.

Kun häneltä perimiäni kirjoja olen lukenut, olen havainnut kuinka samansuuntaisista asioista olemme olleet kiinnostuneita. Nyt kun työhuoneessani katselen isän keräämiä buddhakelloja, tunnen syvää rauhaa. Isä antoi minulle hyvän henkisen perinnön, vaikkei osannutkaan olla meille ensimmäisen avioliiton tyttärille isä. Päivää ennen kuolemaansa isä koski minuun ja laski käsivartensa hartioilleni. Ensimmäinen kosketus yli viiteenkymmeneen vuoteen.

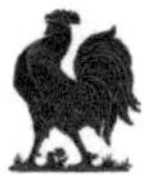

Vastikään oivalsin, että turvattomuuden ja pelon tunteilleni saattaa olla myös epigeneettinen selitys. Epigenetiikan perusidea on, että yksilön perimässä voi tapahtua pysyviä ja periytyviäkin muutoksia ilman, että itse DNA muuttuu. Toisin sanoen, perimääsi saattaa vaikuttaa, mitä isoäitisi on syönyt tai äitisi tuntenut. Oma äitini lähetettiin nelivuotiaana nimilappu kaulassa junalla sotalapseksi Ruotsiin. Ensin hän oli ummikkosuomalaisena ruotsalaisessa ympäristössä; kotiin palattuaan hän oli ummikkoruotsalaisena suomalaisessa koulussa, suomen kielen unohtaneena. Myöhemmin äiti on hakenut miehistä turvaa, vaihtelevalla menestyksellä. Ehkä olen imenyt pelkoa ja turvattomuuden tunnetta itseeni jo kohdussa? Äitihän oli vasta 19-vuotias minua odottaessaan; menetti neitsyytensä, kun minut äidin kertoman mukaan klassiseen suomalaistapaan pistettiin alulle juhannuksena auton takapenkillä.

Olin jo muutama kuukausi aiemmin kirjoittanut ylläolevan ajatuksen pelon epigeneettisestä periytymisestä ennen kuin luin, mitä *Antti Miettinen* kirjassa *Kiehtovat geenit* kirjoittaa aiheesta. Miettisen mukaan vielä ei tiedetä, millä mekanismilla kokemusperäinen tieto, kuten esimerkiksi pelko, periytyy epigeneettisesti sukupolvien yli, mutta ilmiö tunnetaan jo tieteessä. Geenien merkitys terveydelle on noin 30 %. En tiedä, kuinka iso rooli on epigeneettisillä vaikutuksilla. Lähden kuitenkin siitä työhypoteesista, että molempiin voi vaikuttaa, elämäntavoilla ja mietiskelyillä. Niiden vaikutusta ei tietenkään voi kokonaan poistaa, mutta joissakin rajoissa voin tehdä valintoja, jotka joko edistävät terveyttäni tai huonontavat sitä.

Äitini sairastuttua Alzheimerin tautiin minulle valkeni monissa tilanteissa syvemmin psyykemme samankaltaisuus. Hyvässä ja pahassa. Tunnen kipeästi itsessäni, mitä hän oli kokenut ja koki. Ensin hän unohti kielen, oppi toisen, osasi molempia, unohti toisen ja sitten sen ensimmäisenkin pala palalta. Runoilijasielu, joka kadotti sanat.

Vanhempieni tunne-elämän vaurioitti sota. He ovat niitä sota-ajan lapsia, joita itseään ei halattu eikä otettu syliin, ja joita lapsena riepoteltiin sodan jaloista paikasta toiseen: äiti vietiin Ruotsiin, isä tuli kaksi kertaa evakkojunalla Karjalasta. Miten paljon se on vaikuttanut epigeneettistä ja kasvatuksellista reittiä minuun, en osaa arvioida. Mutta ei meidänkään perheessämme koskaan halattu. Vasta äidin dementian myötä opettelin halaamaan häntä, koska huomasin, että se oli äidille tärkeää. Siinä vaiheessa aloin kutsua häntä äidiksi. Aiemmin olin käyttänyt vain etunimeä. Isäänikin kutsuin etunimellä, mutta en suoraan hänen kuultensa. Kiersin asian, koska isäkulissin ylläpitäminen vaikutti olevan hänelle niin tärkeää. Opettelin kutsumaan häntä isäksi (ja ennen kaikkea ajattelemaan häntä isänä) vasta hänen kuolemansa jälkeen.

Näillä eväillä kuitenkin mennään. Sisareni kanssa olemme tehneet tietoisen päätöksen, että yritämme parhaamme, jotta emme jatkaisi vanhempiemme sotalapsuuden aiheuttamaa tunnevammaista perimää omassa elämässämme.

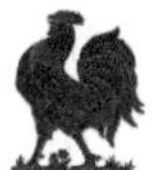

Herättyäni makoilen sängyllä, herättelen kehoa hiljalleen, ja annan ajatusten tulla ja mennä. Tänään mietin, miksi juuri lapsuuden kokemukset niin voimakkaasti pysyvät mielessä. Onhan elämäni myöhemminkin tarjonnut draamaa, vastoinkäymisiä, ahdistuksia ja ylipääsemättömiltä tuntuvia vaikeuksia ihan riittämiin. Ylivelkaantuminen yritystoiminnasta, ensimmäisen mieheni alkoholismi, avioero ja hänen kuolemansa... Ehkä on yksinkertaisesti vain niin, että lapsuuden ahdistukset ovat kulkeneet mukanani mielen taakkana pisimpään? Ehkä ne myöhemmät solmut aukeavat luonnostaan lapsuuden solmujen aukeamisen myötä? Uskon siihen, että elämä kantaa, ja mielen tunnelukot aukeavat ajallaan – sitä mukaa kuin tietoinen mieli on valmis vastaanottamaan ymmärrystä menneisyyden kipupisteistä. Kunhan pysyn rehellisenä ja valppaana.

Minun on tosiaankin korkea aika löytää turva sisältäni. Käytännössä kyse on ollut vuosikymmenien kamppailusta: miten elää yliherkkyyden kanssa? Nykyään käytetään käsitettä erityisherkkä. Ymmärrän kyllä, mihin tarkoitukseen käsite on syntynyt tai luotu, mutta pohjimmiltaan en pidä mielekkäänä diagnosoida persoonallisuuden ominaisuutta. Seuraavaksi kai tautiluokitukseen kirjataan erityisherkkyys, ja lääketehtaat alkavat kehittää lääkkeitä erityisherkkyyden oireiden poistoon. Tai onhan niitä jo, niitä myydään vain mielialalääkkeinä. On täysin mahdollista, että monien eri fyysisten oireilujen takana on herkkyys. Kiinalainen lääketiede lähtisi varmaankin liikkeelle qin vahvistamisesta ja yangin lisäämisestä, eikä tautiluokituksen leimasta otsaan.

En pidä turhana sitä, että puhutaan erityisherkkyydestä, en vain katso sen olevan alibi millekään omassa elämässäni. Enhän minä voi elämässä vain pistää päätä pensaaseen ja vollottaa, että "hoivatkaa minua, olen niin herkkä"! Herkkyys oikeuttaa itsekkääseen käytökseen ihan yhtä vähän kuin vaikkapa kirjailijuus, kuitenkin molempia käytetään (myös) itsekeskeisyyden ja kypsymättömyyden, jopa suoranaisen kusipäisyyden, "oikeutuksena".

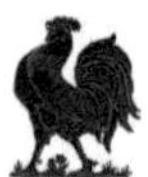

Vaikka sisälläni on asunut menneisyyden aaveita ja mörköjä, ja olen pohjimmiltani ollut pelokas ja turvaton (vaikkei se ulospäin ole näkynytkään), en ole koskaan pelännyt kuolemaa. Siinäkin olen tullut äitiini, joka vielä Alzheimeriin sairastuttuaankin ja viikatemiehen jo kolkutellessa ovea, säilytti täyden tyyneyden lähestyvän kuoleman edessä. Täällä kung fu -koulussa on aivan tuossa ikkunani alla rinteessä hautoja. Tiedän, että kiinalaiset haudat näyttävät juuri tuolta, mutta ennen eilistä en kuitenkaan ollut tullut edes tiedostaneeksi, että ne ovat hautoja. Se nousi tietoiseen mieleeni vasta, kun kuulin erään amerikankiinalaisen pitävän makaaberina asumista hautausmaan reunalla. Ihmiset ovat koko viikon käyneet viemässä noille haudoille kynttilöitä ja siivonneet niitä. Rinteillä on käynyt kova pauke, kun siellä on räjäytelty raketteja. Ilotulitteiden tehtävä on karkottaa pahoja henkiä, mutta en tiennyt, miksi niitä juuri tähän vuodenaikaan on räjäyteltävä.

Eilen illalla ryhmämme kaksi nuorta kiinalaismiestä kertoi meille länsimaisille naisille, että tulevana yönä kummittelee. Kuulemma siksi hautoja on siivottu ja tulia poltettu, että tulevana yönä esi-isien henget ilmestyvät. Kiinalaisessa perinnetiedossa epäoikeudenmukaisen kuoleman kärsineet vainajat palaavat kummittelemaan. Miehet varmaankin pettyivät, kun me vanhat rouvat emme pelästyneet vaan tuumimme kumpainenkin, että "sehän jännittävää, olenkin aina halunnut nähdä aaveen". En nähnyt aaveita yön aikana. Sen sijaan kuulin kyllä aamuyöstä, kuinka jossakin naapurihuoneessa miesääni vaikeroi. Ehkä henkisukulainen kävi ilmestymässä hänelle – tai sitten hän näki aavemaisia painajaisia. Minusta ajatus, että suvun vainajat asuvat kotien lähellä, on kaunis. Kaukana makaaberista. Se on syvällä mieleni kerrostumissa asuvalle muinaissuomalaiselle täysin luonteva ajatus.

VOITKO KESKITTÄÄ LEVOTTOMAN SIELUSI?

*"Aito yksilöllisyys, johon pääsemistä meditaatio edistää, ei ole
itsekkyyttä, sosiaalista kylmyyttä, eristyneisyyttä tai ns. psyko-
paattisuutta, vaan jotakin niille täysin päinvastaista."*
Lauri Rauhala

Meditoimme Sanfeng-temppelin edustalla. Kuten aina, Kori-
palloilija tulee myöhässä. Silmiäni avaamatta tiedän sen. Kori-
palloilija ei pidä meditoinnista ja mieluiten livahtaa pois aina
kuin voi. Silloin kun hän jää meditoimaan, hän aloittaa hau-
kottelemalla hartaasti, ja jatkaa sitten röyhtäisemällä. Sen jäl-
keen seuraa pieru. Jatkan hiukan keskeytynyttä meditointia,
yritän päästä takaisin tilaan, jossa ajatukset lipuvat silmieni
eteen ja katoavat sitten taas. Kohta alkaa kuulua yksi Kiinan
tavallisimmista äänistä: kun nielusta kerätään limaa kunnon
klimpiksi. Silmiä avaamatta tiedän taas, kuka on kyseessä.
Gubbehan se. Kun hän saa hartaasti kootun liman kasaan,
hän räkäisee lähiruohikolle kunnon mäjäyksen. Kiinassa ei
kannata koskaan istua pelkälle ruohikolle eikä edes laskea kas-
siaan sille. Nuori kiinalaispoika TeeTee, joka minusta vaikut-
taa johonkin autismin kirjoon kuuluvalta[6], hyräilee itsekseen.
Välillä hän nukkuu seisaaltaan. Olen nähnyt.

Koutsi, amerikanintialainen Sharada, TeeTee ja minä
rakastamme meditaatiohetkiä. En tiedä, havaitsevatko he
koko sen touhun ympärillämme, vai pystyvätkö kokonaan
sulkemaan pois. Minä havaitsen kyllä, mutta en anna sen häi-
ritä itseäni. Saahan meditoidessakin olla välillä huvittunut.

---

6. *Neuroepätyypillisyys on minulle jostakin syystä samanlainen vieras
ilmaisu kuin erityisherkkä.*

Havainnot ympäriltäni tulevat ja menevät. Säpsähdän vasta, kun Kessun puhelin soi.

Olen antanut hänelle nimen Kessu, koska hän näyttää siltä armeijamieheltä, joka hän onkin. Siilitukka ja machovaatteet. Hän on ainoa, jonka ei tarvitse pukeutua taijiasuun. Hän ja Gubbe saavat pitää puhelintaan päällä tuntien aikana. Molempien puhelinten soittoääni on jotakin kiinalaista poppia, hyvin kovaäänistä ja kimeää. Molemmat myös estoitta vastailevat puhelimeen. Kessu puhuu melko hiljaa, sen sijaan Gubbe ja hänen vaimonsa huutavat aina toisilleen. Kuulen myös vaimon äänen. Kessu on rapakunnossa, ilmeisesti tupakka- ja viinamiehiä. Oletan, että hän on keskushallinnon asialla pitämässä silmällä, etten levitä mitään vaarallista propagandaa. Hän ilmestyi akatemiaan kerrottuani eräälle kanadankiinalaiselle olevani blogisti ja kirjailija. Tajusin pian, että tuo nuori nainen toimi silminä ja korvina ja raportoi eteenpäin kaiken hänelle puhutun. Senhän olen jo huomannut, että kaikki sähköpostini käyvät tarkistuksessa jossakin. Minua on suuresti huvittanut ajatus, kuinka joku virkailijaparka googlekääntäjän avulla yrittää saada tolkkua minun ja mieheni suomen, saksan itse keksimämme kielen sekoituksesta. Mutta jotain posteistani on selvinnyt, sillä kirjoitettuani sähköpostissa miehelleni Kessusta ja hänen puuttuvasta taiji -asustaan Kessu saapui seuraavana aamuna oikeanlaisessa asussa harjoituksiin.

Olen ottanut ryhmämme meditaation äänimaailman harjoituksena: miten pystyn säilyttämään tyynen ja rauhallisen, keskittyneen mielen ympäristön hälistessä? Normaalisti meditaatiomme jatkuu seuraavaksi sillä, että Nuori Mao alkaa tulla levottomaksi. Hän alkaa kahistella harjoitellessaan kung fu -liikkeitä. Joukkoon liittyvät myös Koripalloilija ja Kessu. Gubbe jaksaa kyllä ihan rauhassa meditoida, kunhan ei lima kasaannu kurkkuun. Rauhallisia ja hiljaisia meditaatiohetkemme ovat aamun ensimmäisenä harjoituksena. TeeTeetä lukuun ottamatta miehet eivät ole heränneet riittävän aikaisin, tai he ovat jääneet tarkoituksella pois, ettei tarvitse osallistua. Ryhmämeditaation yhteistä energiaa en tuntenut missään vaiheessa. Se olisi hienoa kokea joskus.

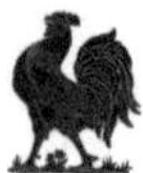

Kävin eilen asioilla Wudangshanin keskustassa. Lyhyessä ajassa olin jo niin tottunut hiljaiseloon kungfuakatemiassa, että hermostoni meni tasapainosta muutaman tunnin kierroksesta kaupungissa, makean syömisestä ja liiasta puheesta ympärillä. En kyennyt alkuunkaan säilyttämään tyyntä mieltä. Kello on nyt kaksi yöllä, ja minä olen uneton Wudangshanissa.

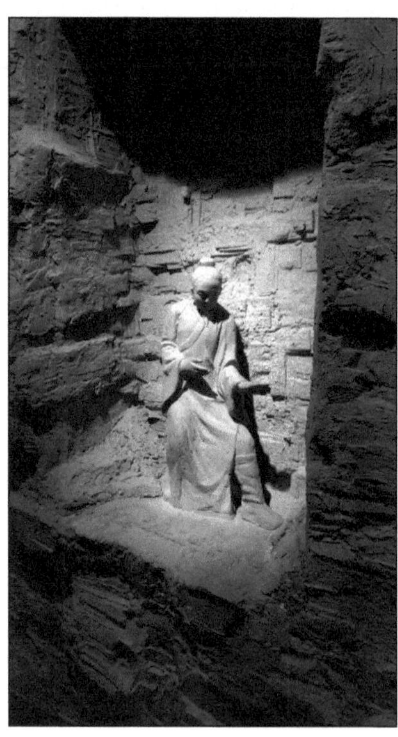

En tiedä, liittyykö se vanhenemiseen ja pelkkään luontaiseen sisäänpäin kääntyneisyyteen vai lisääntyykö introverttiuteni vanhetessani mutta jaksan yhä vähemmän sosiaalista hälyä ympärilläni. Facebook on jo pari kolme vuotta lähinnä ärsyttänyt, se on tuntunut samanlaiselta huonolta tottumukselta kuin vaikkapa tupakanpoltto olisi. Olen pysynyt siellä toisaalta työni vuoksi, koska se on kanava kommunikoida lukijoitteni kanssa, sekä toisaalta pienen ystävä- ja virtuaaliystäväjoukon vuoksi, joista muutamien kanssa käyn kiinnostavia keskusteluja mitä erilaisimmista aiheista. Twitteriä en jaksanut alun alkaenkaan, kakofonia ja viestitulva eivät ole heiniäni. Poikkesin siellä korkeintaan kerran pari kuukaudessa linkittämässä uusimman blogikirjoitukseni, ja siinä yhteydessä vilkaisin hiukan viimeaikaisia postauksia. Kunnes poistin koko tilin useita vuosia ennen X:ää. Instagramista pidän vielä toistaiseksi, minusta on kiinnostava etätutustua kuvien kautta täysin uusiin ihmisiin eri puolilta maailmaa. Mutta silläkin ärsyttävät ne sovelluksen typeräksi tekevät algoritmit, jotka säätelevät, mitä näen ja mitä en.

Aivan samoin kuin amerikkalaiskonsernit ovat roskaruokainvaasiollaan tuhonneet ihmisten fyysisen terveyden kaikkialla, minne ovat levinneet, nämä Googlen, Facebookin, TikTokin ja vastaavien tavat manipuloida ajankäyttöämme ja kiinnostuksen kohteitamme markkinoiden tarpeita vastaaviksi tuhoavat ihmisten vähäisenkin itsenäisen aivotoiminnan – ja mielenrauhan.

Tutkijat ovat havainneet, että yhteen tekstiviestiin reagoiminen vie keskittymiskyvyn 23 minuutiksi[7]. Aivot tarvitsevat niin paljon aikaa uuteen huomion keskittämiseen. Toisessa kokeessa[8] osoitettiin, että multitaskaaminen tyhmentää. Siinä jaettiin työntekijät kahtia: ensimmäisessä ryhmässä työtä tehtiin rauhassa ja häiriöttä. Toisessa ryhmässä piti koko ajan vastata sähköposteihin ja puhelimeen. Kokeen päätyttyä havaittiin, että häiriöttä työskennelleiden älykkyysosamäärä oli 10 pistettä korkeampi kuin multitaskaajien. Kirjailija Johann

---

7. *The Cost of Interrupted Work, University of California, Irvine*
8. *Hewlett-Packard, Johann Harin mukaan*

Hari kiteyttää vertaamalla multitaskaamista hashiksen polttamiseen, jonka on todettu alentavat älykkyysosamäärää viidellä pisteellä: "Sähköpostit ovat pahempia kuin pilvenpoltto."

Kuten Zhang Sanfeng on todennut, on tärkeää vapautua hermokiihotuksesta. Jatkuvien näkö- ja kuuloärsykkeiden tulva tekee meistä levottomia ja keskittymiskyvyttömiä. Me podemme keksimieni uudissanojen mukaan "skitsofoniaa" ja "skitsovisiaa". Monet lenkkeilevät luonnossakin korvalappustereot korvilla. Metan Mark Zuckerbergin visio internetiin yhteydessä olevista silmälaseista tulee toteutuessaan vain pahentamaan tilaamme.

Jotta voisimme löytää takaisin ihmisten yhteisyyteen, meidän olisi opittava kestämään hiljaisuutta. Meidän ihmisten syvemmät kerrokset kaipaavat rauhaa ja joutenoloa, puuhailua ja käsillä tekemistä, läheisyyttä ja satujen kerrontaa, hiljaisia ääniä ja kasvien kuiskailua.

PALUU ALKUUN ON NIMELTÄÄN HILJAISUUS

"Terve, yksinäisyys, kuinka voit tänään? Istu viereeni,
niin pidän sinusta huolta."
Thich Nhat Hanh

"Muistikirjastani 21.3.2017 Xi´an
Eilen teimme retken terrakottasotilaita katsomaan. Kaikesta
rihkamasta ja markkinahälystä huolimatta se oli syvä elämys.
Katsellessani haudantakaisia yli 2000 vuotta vanhoja savi-
hahmoja tuntui kuin olisin sukeltanut ajan ja ajattomuuden
pyörteisiin. Katselin myös ympärilläni olevia selfieiden ottajia ja
chattaajia, ja mietin millaisiksi ihmisaivot muovautuvat. Ole-
tan, että uusi todellisuus saattaa muovata ihan uudella tavalla
fiksuja ihmisiä – ja ihan uudella tavalla tyhmiä. Suuri osa
ihmisistä on markkinavoimien ja dis- ja misinformaatiota (eli
tahallista ja tahatonta väärää tietoa) levittävien ohjailtavissa ja
entistä helpommin hallittavissa. Oma elämänhallintakaan ei
enää ole tilanteen tasalla, kun suuret myllerrykset taas alkavat."

Neljätoistavuotiaana kiinnostuin *Jiddu Krishnamurtin* ajatuk-
sista. Samoihin aikoihin määrittelin olevani tolstoilainen uto-
pistisosialisti. Sen jälkeen ajatukseni ovat kulkeneet monen-
laisia ratoja, mutta jotakin on noista ajoista jäänyt pysyväksi.
Jo teini-ikäisenä koin, ettei aika etene janana vaan spiraalina.
Toisaalta olen myös vahvasti tuntenut, ettei aikaa edes ole ole-
massa. Uskontunnukseni määrittelin jo parikymppisenä näin:
"Uskon energian häviämättömyyteen ja mysteerin mahdolli-
suuteen". Niinpä on hyvin luontevaa, että olen löytänyt hen-
kisen kotini taolaisesta ja zenbuddhalaisesta filosofiasta.
        Filosofinen ajatteluni leimaa myös terveyskäsityksiäni.

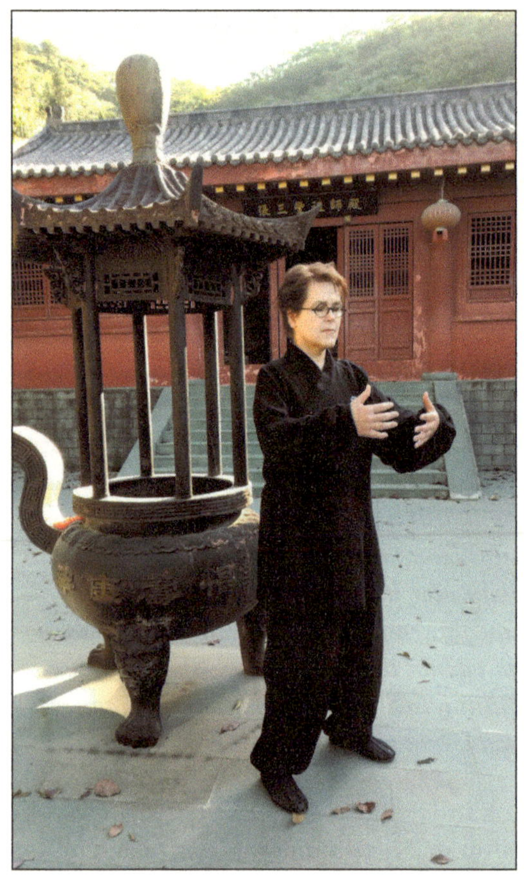

Pidän viisaana nojata viisituhatta vuotta vanhaan tietoon ihmisestä ja hänen terveydestään. Evoluutio on jättänyt kehomieleemme kerroksia ja fragmentteja, jotka kaikki vaikuttavat elämässämme. Viisaus ja älykkyys eivät mitenkään välttämättä kulje käsi kädessä, oikeastaan epäilen, että harvemmin kulkevat. Samoin tunteet ja äly eivät välttämättä ole harmoniassa ihmismielessä. Mutta ne voisivat toimia luonnollisessa yhteistyössä – ja ihannetilassa viisaus, tunteet ja äly sen tekevätkin. Taolainen terveysfilosofia edustaa minulle viisautta ja tunneälyä, länsimainen lääketiede älykkyyttä. Molempia tarvitaan kuten yin ja yang täydentämään toisiaan.

Tämän kirjan terveys- ja pitkäikäisyysajatukset eivät kuitenkaan ole sidoksissa mihinkään uskontoon tai filosofiaan. Ne ovat yksinkertaisesti ihmiskunnan tuhansia vuosia vanhaa viisautta. Tietenkin vanhoihin oppeihin on aikojen kuluessa tarttunut maagisia vaikutteita, rituaaleja, joiden tarkoitus on helpottaa ihmisten jaksamista elämän tuskan, menetysten ja vastoinkäymisen keskellä. Sellaisia voi joko noudattaa tai olla noudattamatta. Eikä meidän tosiaankaan tarvitse ryhtyä juomaan omaa virtsaamme, vaikka joku guru jossakin menneisyyden hämärissä niin olisi tehnytkin. Meidän ei myöskään tarvitse (eikä kannata!) hylätä länsimaista lääketiedettä. Me olemme siinä onnellisessa asemassa, että voimme poimia rusinat pullasta: kaikki ne hienot ideat, joita niin virallisella kuin täydentävälläkin lääketieteellä on tarjottavissa. Ne huonot ideat molemmissa voi jättää huomiotta.

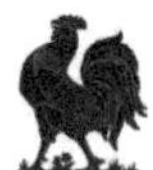

Qigong-harjoitukset ovat hengitysharjoituksia, joiden tarkoitus on stimuloida elintärkeitä energioita, jotka vahvistavat immuunipuolustusta, sopeutumista ympäristön vaikutuksiin sekä kehon omia parannusmekanismeja. Qigongissa poistetaan käytettyä energiaa ja kootaan kehoon uutta. Ihminen, joka on täynnä vitaalienergiaa, pysyy terveenä.

Olen luonnostani hyvin herkkä havaitsemaan energioita. Minkälaista energiaa ihmiset jakavat, kuka on energiasyöppö, kellä terapeutilla on parantavat kädet. Joskus ympäröivä energia saa minut pahoinvoivaksi; kerran olen kokenut vanhassa, pitkään autiona olleessa talossa niin vahvoja huonoja energioita, että ahdistuin panikointiin asti. Ollessani mieheni kanssa Wudangshanissa hotellissa, hän sairastui. Yöllä valvoessani koin voimakkaita ja itselleni uusia tunteita. Siirsin kämmenestäni ja sydämestäni parantavaa energiaa häneen. Yhtäkkiä se energia muuttui kullanväriseksi. Sen jälkeen pystyin pari kertaa tietoisesti toistamaan energian muuttumisen kullahohtoiseksi. Mieheni omat kehon parantavat voimat aktivoituivat, ja hän oli seuraavana aamuna toimintakykyinen (ei toki ihmeparantunut), kuume laskenut ja lihassärky helpottanut.

Qigong ei tietenkään ole mikään kaiken kattava lääke, tarvitaan myös muuta liikuntaa ja terveydenhoitomenetelmiä. Koska qigong on liikemeditaatiota, sen vaikutus vain syvenee mitä kauemmin sitä säännöllisesti harrastaa. Hengittäessä olet yksin ja kuitenkin täydessä kontaktissa koko ympäröivän universumin kanssa. Hengitys on paitsi perusfysiologista samalla myös syvästi henkistä ja symbolista toimintaa.

Kiinalaisessa lääketieteessä ajatellaan kehon tai jonkin sen elimen jännityksen olevan usein kytköksissä ratkaisemattomiin fyysisiin ja psyykkisiin stressitiloihin. Näitä stressitiloja voidaan vähentää hengitysharjoituksilla. Kuten Devapath[9] asian ilmaisee: *"Eräs kehomme unohdetuimmista ihmeistä on sen kyky hieroa, puhdistaa ja parantaa itseään luonnollisen hengityksen avulla. Pallean laskiessa ja noustessa se hieroo joka kerta kehon kaikkia osa-alueita ja elimiä. Hierova liike poistaa kuona-aineita, auttaa sen verta virtaamaan, poistaa jännitteitä ja pitää meidät avoimina ja energisinä."*

Hengityksen avulla saamme yhteyden autonomisiin järjestelmiin, kuten sykkeeseen, ruoansulatukseen, verenpaineeseen, parasympaattiseen hermostoon ja erityisesti vagushermoon. Hengitys vaikuttaa liikkeisiin ja sitä kautta koko kehoon ja mieleen enemmän ja syvemmin kuin mikään muu yksittäinen asia. Qigongissa ihanteena on luonnollinen ja kevyt kuin lapsen hengitys.

---

9. *Voimaa hengityksestä,* suom. *Raija Laaksonen*

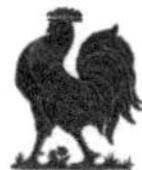

Pidän qigongista erityisen paljon juuri siksi, että se on meditointia liikkeen avulla. Kun yhdistän hengityksen ja rauhallisen mutta vahvan liikkeen, löydän sisältäni mielenrauhan ja saan yhteyden äärettömään energia-avaruuteen. Koen välähdyksiä elämän mysteereistä, syvemmästä todellisuudesta.

Mutta joskus hyvää voi olla liikaa. Eräänä aamuna olimme taas meditoineet kolmisen varttia aamulla ja saman verran iltapäivällä, kun minua alkoi huimata. Sydämeni hakkasi kuin mieletön ja tuntui siltä, että kohta oksennan. Lopetin harjoittelun siltä päivältä ja vetäydyin huoneeseeni potemaan. Olin ensin kauhuissani, että nytkö sydämeni pettää. Onneksi kerroin qigong-opettajaksi opiskelevalle Brionylle tuntemuksistani. Hän rauhoitteli minua ja totesi, että tämä on ihan olemassa oleva ilmiö. Menee kyllä ohi lepäämällä. Kiinalaisoppaasta[10] löysin myöhemmin selityksen: sydämen hakkaamista voi esiintyä, jos syvässä meditatiivisessa tilassa hengittää liian syvään, pidättää hengitystään liian pitkään tai on alitajuisesti hermostunut. Kevyt palleahengitys rauhoittaa tässä tilassa.

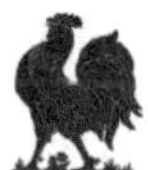

Tiibetin kielessä on sana gom, joka tarkoittaa kirjaimellisesti johonkin tutustumista. Sillä tarkoitetaan kurinalaista mielenharjoittamista, jossa keskitetään mieli eli "tutustutaan" johonkin ulkoiseen kohteeseen tai sisäiseen kokemukseen. Usein

---

10. *Traditional Chinese Fitness Exercises*

meditaatiosta puhutaan mielen tyhjentämisenä tai rentoutumisena, mutta gom viittaa prosessiin ja mielentilaan. Gom on kurinalaista ja keskittynyttä mielensisäistä havainnointia ja huomiokykyä.

Kokeneilla meditoijilla on tieteellisten kokeiden mukaan enemmän aktiivisuutta vasemmanpuoleisessa otsalohkossa eli siinä osassa aivoja, joka liittyy positiivisiin tunteisiin, iloon ja tyytyväisyyteen.

Dalai-lama neuvoo, että ennen kuin aloitetaan meditaatio pitää tehdä mielessä hiljainen lupaus, ettei mieli anna menneisyyden tai tulevaisuuden ajatusten houkuttaa ja että se pysyy täysin keskittyneenä nykyhetken tietoisuuteen. Tämä on tärkeää, koska tavallisesti me elämme joko menneisyydessä tai tulevaisuudessa (ja sen uhkakuvissa) ja vain hyvin harvoin nykyhetkessä. Varmasti jokainen, joka on edes kokeillut meditointia, tietää, että mieli alkaa pörrätä loputtomana lörpöttelynä. Dalai-lama opastaa, ettei tuota pulinaa vastaan pidä taistella, ihan riippumatta siitä, ovatko ajatukset viisaita vai tyhmiä. Tulevia ja meneviä ajatuksia pitää vain tarkastella kuten vedestä nousevia kuplia, jotka palaavat takaisin veteen.

Ajan mittaan meditoija saattaa alkaa kokea välähdyksenä puhtaan poissaolevuuden hetkiä, jotka antavat mahdollisuuden tavoittaa oivalluksen kirkkaasta tietämisestä, tajunnan peruskokemuksesta.

KÄÄRME

Taolaisessa mytologiassa kilpikonna ja käärme ovat samasta luotu. Myyttinen Pohjoisen jumala Xuan Wu loi ne vatsalaukusta ja suolista. Käärme kuuluu Metallin muuttuvaan vaiheeseen ja se liittyy Keuhkoihin ihmiskehossa. Käärmeen vuodenaika on loppusyksy, sen hallitseva tunne on suru. Sen väri on valkoinen. Käärme-qigongin harjoittaminen tekee hyvää Keuhkoille, ja muovaa kehosta pehmeän ja joustavan.

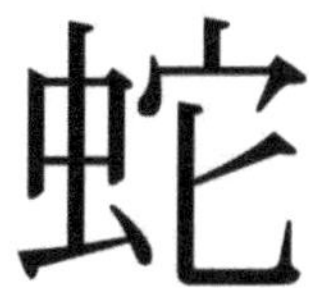

METALLIN MUUTTUVA VAIHE

Metallin muuttuva vaihe liittyy Keuhkoihin, joka säätelee hengitysilman liikkeitä sekä erityisesti ylävartalon nesteitä. Keuhkot ottavat vastaan qi'tä. Sisäänhengitystä voi pitää energisoivana, jopa mieltä ylentävänä tilana. *Stephen Gascoigne* toteaa, että nykyaikana, jolloin epätoivo, masennus ja yleinen inspiraation puute on yleistä, ei ole sattuma, että astma on hyvin laajalle levinnyt. Lisäksi koneellisesti kierrätetty ilma ja saastunut kaupunki-ilma jättävät liian vähän qi´tä hengitettäväksi. Symbolisessa merkityksessä Metalli-elementin ominaisuutena on "antaa mennä" takertumatta. Keuhkoilla ja niiden parielimellä paksusuolella on tärkeä tekijä "luopumisessa".

    Metallin vuodenaika on syksy. Silloin energia alkaa vetäytyä sisäänpäin ja valmistautua talven kylmyyteen. Metallin ominaisväri on valkoinen, mistä on helppo muodostaa mielikuva: metsälenkillä loppusyksystä maa on valkeassa huurussa ja heinät sekä risut ratisevat lenkkitossujen alla.

    Tavallisimpia oireita, jotka Kiinassa liitetään heikkoon Keuhkojen terveyteen: tukkoinen tai vuotava nenä, yskä, kurkkukipu, vilustuminen, päänsärky, kyynärpää- ja rannesärky, ruoansulatushäiriöt sekä kipu ja jäykkyys olkapäissä. Epätasapaino Keuhkoissa saattaa johtaa ihon kuivumiseen, lisään-

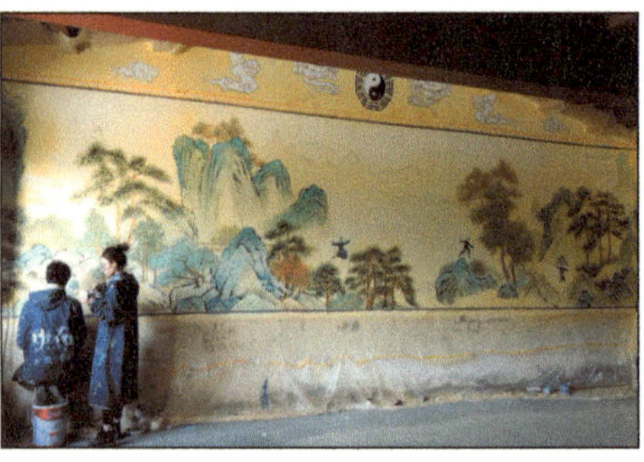

tyneeseen hikoiluun sekä immuunipuolustuksen heikkenemiseen. Henkisellä tasolla epätasapainosta voi seurata yliherkkyyttä ulkoisille vaikutteille tai muiden ihmisten tunteille.

AKATEMIAKOIRA NUUHKII ELÄMÄN NURKKIA

"Herra Mao, mitä teidän puutarhallenne nyt kuuluu?"
Lin Jutang

Aamulla herään siihen, että nauran ääneen. Muistan uneni hyvin selvästi: Asun vuorilla, buddhalaisluostarissa, joka toimii myös buddhalaismunkkien jonkinlaisena akatemiana. Kivisessä rakennuksessa on valtava kirjasto, jossa on erilaisissa kääröissä hieno kokoelma vanhaa viisautta. Ulkona paistaa aurinko, luostariakatemian ikkunoiden edessä on puiset luukut, valo siivilöityy säleikköjen läpi. Sisällä on miellyttävän viileää, on ilmeisesti vuoden kuumin aika. Minä olen akatemian koira. Olen litteänaamainen ja matala, karvamoppina kulkeva, ja nuuhkin akatemian nurkkia. Munkit hellivät minua, koska he pitävät minua jälleensyntyneenä buddhana[11].

Tähän heräsin. Vai että jälleensyntyneenä valaistuneena… Vain uni voi synnyttää näin absurdeja symboleja: jos olisin valaistunut jossakin elämässäni, minun ei kai tarvitsisi syntyä uudelleen? Enkä edes varsinaisesti usko mihinkään sielunvaellukseen – energian häviämättömyyteen kyllä. Tosin voi olla, että vaillinaisesti jälleensyntymisen kiertokulkua kuvaavat sanat vain hämäävät minua. Hyvän mielen ja hyvät naurut uneni kuitenkin synnytti! Vielä jälkikäteenkin tavoitan helposti sen uteliaan ja tyynen koiramielen, joka tutkii luostarin nurkkia ja ikivanhan kirjaston lattioita. Kiehtova mielikuva ja syvä rauhan tunne.

---

11. *Tällä tarkoitetaan ylipäätään valaistunutta henkilöä, ei Siddhartha Gautamaa.*

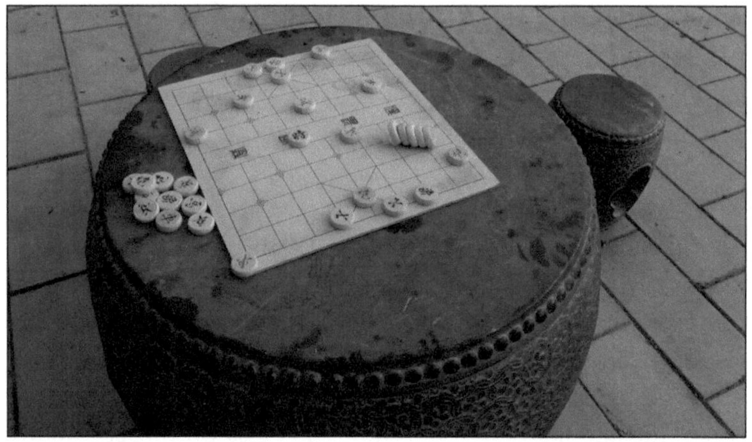

On kungfuakatemian viikoittainen vapaapäivä torstai. Istun huoneessani kirjoittamassa kuullessani musiikkia pihalta. Uteliaana siirryn ikkunan luo katsomaan. Pihalle on kokoontunut joukko arvovieraita ja mestari eli shifu Chen ShiXing sekä muutama ihan nuori kiinalainen kungfuoppilas, poikasia, jotka auttavat taloustöissä opetusta vastaan. Shifu Chen viittaa kädellään, ja pojat aloittavat esityksensä. He puhkuvat intoa ja energiaa, tekevät liikesarjat hiukan eri tahdeissa ja kukin tavallaan. Vaikutelmani on, että intoa oli vielä tässä vaiheessa enemmän kuin taitoa, ja varsinkaan liikkeiden syvempää ymmärrystä. Olen kuitenkin jo huomannut, että tässä akatemiassa kustannustehokkuus on tärkeimmällä sijalla, ja nämä pojat esiintyvät ilmaiseksi. Varsinaisille kungfuopiskelijoille, varsinkin ulkomaalaisille, pitäisi kai esiintymiset ehkä jotenkin hyvittää? Aplodit ovat kohteliaat.

Seuraavaksi esiintymisvuorossa on mestari itse. Olen kiinnostunut, sillä en ole vielä kertaakaan nähnyt hänen harjoittavan kungfua. Tavallisesti hän vain tepastelee akatemian alueella aavistuksen pönäköityneenä, johtaa töitä ja puhuu älypuhelimeensa. Olin nähnyt akatemian nettisivuilla videoita mestarin suurista taidoista, mutta ne olivat silminnähden vanhaa aineistoa, nuoremmilta ja dynaamisemmilta vuosilta. Luulin aiemmin mestaria vanhemmaksi kuin hän onkaan, olen nyttemmin kuullut, että hän on noin 35-vuotias. Mestarin esitys tänään näytti toki erittäin taitavalta, mutta jotenkin innottomalta. Sisäinen palo ja energia puuttuivat – sen lisäksi, että ilmeisesti harjoittelu ei enää kuulu hänen päivärutiineihinsa. Mestari Chen on tällä hetkellä ennen kaikkea liikemies, joka johtaa menestyvää liikeyritystä tavoitteenaan entistä suurempi vaurastuminen. Ikivanhat perinteet on Kiinassa valjastettu pragmaattisten ja rahanahneiden markkinamiesten haltuun. Mieleeni tulevat tunnetut vilkkusilmäiset intialaisgurut, jotka ymmärtävät rahan hankkimisen keinot henkimaailman "tuotteilla".

Sharada kertoi, kuinka Shaolin-temppelin munkit ovat nykyisin rihkamakauppiaita. Toinen vaihtoehto on, että rihkamakauppiaat pukeutuvat munkeiksi. Shaolinissa on myös mahdollista ostaa hyvää karmaa pyyhkäisemällä älypuhelinsovelluksessa rahaa munkeille. Tämän päivän anekauppaa. Kun Xi'anissa olimme katsomassa terrakottasotilaita, mieleeni tuli ajatus kiinalaisesta Disneylandista. Tunne vain vahvistui Wudangshanissa. Kotiin palattuani luin sveitsiläistoimittajista, joiden vaikutelma oli täysin sama: kiinalaisen viisauden ja munkkien sekä kungfumestareiden sielu on myyty rahalle, ja tuhatvuotisesta perinteestä on rakennettu muovinen Disneyland.

Tässä kungfuakatemiassa selvästikin keskitytään vain kulisseihin. Mestari Chen kulki parin ensimmäisen täällä olon viikkoni aikana kaiket päivät älypuhelin poskella johtamassa kulissien rakennustöitä: tiilestä ja betonista rakennetut "vuoret" ovat ehkä kummallisin yksityiskohta. Akatemiassa on useita kauniita tiloja ja yksityiskohtia, jotka hienosti täydentäisivät kokonaisuutta, mikäli myös sisältöön kiinnitettäisiin painokkaammin huomiota. Mestari Chen on aivan ilmeisesti kadottanut intohimon kung fu -perinteen siirtämiseen ja keskittänyt energiansa liiketoimintaan. Hänen liikeideansa on tarjota kiinalaiselle hyvinvoivalle keskiluokalle rahalla ostettavia "henkisiä" elämyksiä. Aivan kuten Shaolinin munkit nykyisin myyvät buddhalaisuutta helppona henkisenä pikaruokana, täällä myydään taolaisuutta temppelin pikarukoushetkinä taijin opetuksen lisänä. Filosofisesta taolaisuudesta tarjotaan vain latteiksi muuttuvia viisauksia, tekopyhää illuusiota henkisyydestä.

Akatemian nettisivuilla kerrotaan taolaisuuden kolmesta perusajatuksesta (virheellisellä google-englannilla, mutta yritän parhaani mukaan välittää ajatuksen): "Nyky-yhteiskunnassa lähes jokainen himoitsee enemmän rahaa ja aikaa, mistä syystä he juoksevat rikkauden ja kuuluisuuden perässä. Tämä ilmiö on kaukana siitä, mitä me edellytämme taolaisuudessa." Sitä lukiessani purskahdin ääneen nauramaan sanoman ja todellisuuden ristiriitaa.

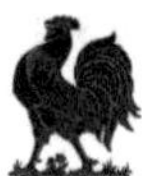

Sadesäällä harjoittelemme useimmiten tilassa, jonka katossa on isohko vesivaurio ja lattiasementit ovat monin paikoin lohkeilleet ja levittävät sementtipölyä. Avonaisista ikkunoista tulvii viereisen tiilitehtaan pölyä, eikä tiloja koskaan siivota. Silloin kun minun on ihan pakko siellä harjoitella, käytän hengityssuojainta. Useimmiten siirryn mieluummin tihkusateeseen tai johonkin katokseen ulkotiloihin harjoittelemaan itsekseni, mitä joka tapauksessa tekisimme muutenkin. Kävimme Sharadan kanssa valittamassa toimistossa, että tila on harjoittele-

miseen sopimaton
ja epäterveellinen.
Sen seurauksena
olemme muuta-
man kerran saaneet
harjoitella ruokasa-
lin nurkassa. Pian
kuitenkin palattiin
takaisin entiseen —
ja minua ilmeisesti
ainoana pölyaller-
gikkona pidettiin
hankalana mielen-
osoittajana. On
huvittavaa, kuinka

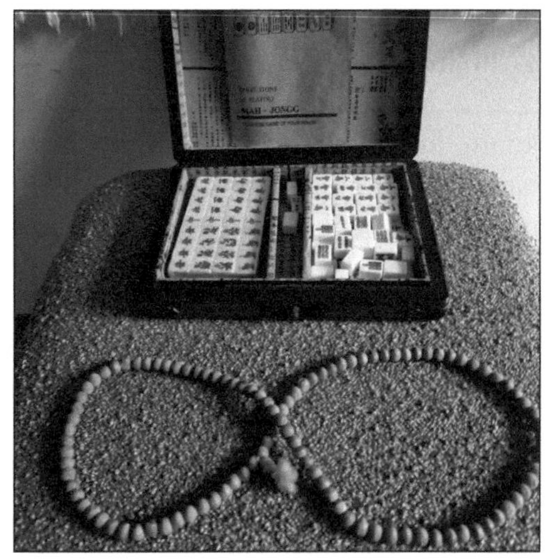

koulun henkilökunta näyttelee ymmärtämätöntä. He eivät
muka tiedä, mitä tarkoittaa englannin sana allergia. Googlen
käännössovellus tietenkin löysi vastaavan kiinankielisen sa-
nan, mutta kasvonsa säilyttääkseen he eivät sittenkään olleet
ymmärtävinään.

Koutsimme on 24-vuotias henkisesti hyvin kypsymätön nuori
mies, joka toimii myös temppelisiivoojana. Hän on hyvin tai-
tava kungfussa, mutta aivan liian lapsellinen ja turhamainen
sekä tietämätön opettamisen perusteista opettaakseen kunnol-
la. Hän saattaa olla melko hyvä opettaja kiinalaisille. Ainakin
hän näytti paneutuvan enemmän kiinalaisten opettamiseen,
meidän ulkomaalaisten kunnolliseen opettamiseen eivät hä-
nen kielitaitonsa tai edes motivaationsa riittäneet. Varsinaista
opetusta oli päivittäin viidestä minuutista puoleen tuntiin.
Muun ajan harjoittelimme itseksemme, mikä tietenkään ei ol-
lut sitä, mistä olimme maksaneet. Koutsimme joko harjoitteli

omiaan, hääräili temppeliä siivoamassa tai opetti kiinalaisia yksilöllisemmin.

Koska ärtymys ja hermostuminen eivät kuitenkaan kuulu filosofiseen taolaisuuteen, opettelin ottamaan nämä tapaukset välinpitämättömällä huumorilla. Alkuun eurooppalainen mieleni oli tavattoman tuohtunut, mutta huomasin heti, etten sillä rasita muita kuin itseäni. Olihan siinä jotain tavattoman koomista: olin viettämässä terveyskuukautta paikassa, jossa minulle puhkeaisi astma, jollen pitäisi varaani ja puoliani. Olin maksanut kuukauden opetuksesta, viisi tuntia kuutena päivänä viikossa, ja sain opetusta noin kymmenen minuuttia päivässä – lukuun ottamatta niitä kertoja, kun harjoittelimme kung fu -potkuja, joita en alun perinkään ollut tullut Kiinaan opettelemaan.

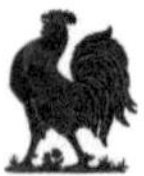

Minun ja Koutsin välit katkesivat tämän turhamaisuuteen. Koutsi on omasta mielestään jo mestari. Hän on kaunis poika, hyvin tarkka ulkonäöstään ja vaatteistaan. Kerran akatemiaan tuli lauma hongkongilaisnuoria, joista kaksi oli aiemmin ollut Koutsin oppilaina. Pojat hehkuttivat, kuinka tämä on heidän mestarinsa. Koutsi säteili, ja esitteli Sharadan, amerikkalaisen oppilaansa, ja pojat halusivat innoissaan yhteiskuvaan. Sharada tietysti väläytti amerikkalaisen hammastahnamainoshymyn ja poseerasi tuhansien kuvien rutiinilla. Sitten Koutsi esitteli minut saksalaisena oppilaanaan. Minä en halunnut kuvaan, sillä kammoan kuvissa poseeraamista. En silloin heti sitä tajunnut, mutta Koutsimme raivostui niin, ettei sen koommin enää puhunut minulle eikä opettanut minua. Lähtööni oli yli kaksi viikkoa siinä vaiheessa. Ilmeisesti hän oli menettänyt kasvonsa. Hän itse oli kyllä sillä tuulella ollessaan kieltäytynyt olemasta kuvattavana, mutta ilmeisesti sama käytös ei ollut sallittua meille ulkomaalaisille, joiden ainoa tehtävä akatemiassa oli tuoda sille rahaa ja "kansainvälistä" mainetta. Tarkoitukseni ei tietenkään ollut loukata ketään, mutta tosisaalta en minä olisi halunnut esiintyä kyseisen "mestarin" oppilaanakaan, koska en oikeasti sitä ollut. Hän ei missään vaiheessa ollut mestarini, ja minähän olen sillä tavoin sosiaalisesti vammainen, että olen kyvytön olemaan epärehellinen.

Jälkikäteen ymmärsin, että tämä oli se käännekohta. Tämän jälkeen Koutsi ei ollut näkevinäänkään minua. Vain kerran hän raivosi minulle, kun kieltäydyin samana päivänä viettämästä toista tuntia kungfupotkuja harjoitellen. Yksi tunti meni ihan vitsinä, pelleilimme Sharadan kanssa kuin pikkutytöt. Meidän piti aina vuorollamme ääneen laskea potkut, tietenkin oletus oli että kiinaksi, sillä jostakin kumman syystä kiinalaiset olettavat, että länsimaiset ihmiset osaavat kiinaa (aivan kuten amerikanenglantia puhuvat olettavat, että kaikki puhuvat englantia). Minä laskin ensin suomeksi, sitten kaikilla osaamillani kielillä: saksaksi, englanniksi, ruotsiksi ja italiaksi – valitettavasti olen jo turkin ja ranskan kielet unohtanut lähes kokonaan. Sharada käytti englantia ja hindiä, välillä toki kiinaakin, jota opetteli. Olihan se hauskaa, mutta kaksi tuntia potkuja samana päivänä oli jo liikaa – myös vasta pahasta murtumasta parantuneelle nilkalleni. Koutsin kiukuteltua näytin hänelle nilkkani ison arven, mutta hän vain käänsi päänsä. Sillä hetkellä tuumin vain, etten voi mitään ymmärtää lastenkasvatuksesta. Eihän minulla koskaan ole ollut lapsia.

Olen aina ollut hankala ihminen, joka ei kunnioita asemaan perustuvia auktoriteetteja – paitsi silloin, kun auktoriteetti on ansaittu osaamisella ja fiksuudella, mieluimmin viisaudella. Jo koulussa olin se opettajia kunnioittamaton kyseenalaistaja, jonka aineen perään suomen kielen opettaja

Jyväskylän Normaalilyseossa kirjoitti "Ei noin voi ajatella!".
Olin kirjoittanut, mitä ajattelin. Vuosikymmeniä myöhemmin kuulin, että kyseinen opettaja oli jälkeenpäin muistellut minua harvinaisen kiinnostavana oppilaana, joka paitsi uskalsi kyseenalaistaa opettajan näkemyksiä osasi myös kunnolla perustella poikkeavan näkemyksensä.

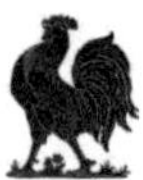

Suomalainen kungfumestari *Joonas Tolvanen* kirjoittaa, kuinka hän haki 32. sukupolven Shaolin kungfu-mestarin oppilaaksi[12]. Tolvanen kertoo:

"Taitojeni esittely alkoi. Sain vain yhden mahdollisuuden tehdä vaikutuksen yhteen maailman suurimmista Shaolin kung-fu -mestareista, joten päätin antaa kaikkeni. Vedin syvään henkeä ja aloitin xiao hong quan -liikesarjan tekemisen. Tein liikkeet räjähtävällä nopeudella ja suurinta mahdollista voimaa käyttäen. Suoritukseni onnistui mielestäni täydellisesti. Liikesarjan jälkeen seisoin hetken paikallani ja tasasin kiivasta hengitystäni. Mies nyökkäsi hyväksyvästi.
– Olet hyvä, mutta aiempi mestarisi ei opettanut sinua oikein, hän sanoi.
– Näytätkö minulle oikean tien? Kysyin.
– Voin osoittaa vain oikean suunnan. Sinun täytyy itse kulkea oma polkusi, hän vastasi.
– Lupaan yrittää, vastasin."

Tämä kuvaus vastaa ymmärrystäni siitä, miten mestari ja oppilas kohtaavat. Oppilaan täytyy haluta juuri kyseisen mestarin oppiin, ja mestarin täytyy hyväksyä hänet oppilaakseen.

---

12. Soturimunkin oppipoika

Eihän se niin mene kuten tässä akatemiassa, että toimistossa
jaetaan oppilaat kustannustehokkuuden perusteella eritasois-
ten "opettajien" ryhmiin. Opettajina toimi pihatyö-, siivous-
ja keittiöapulaisina oman opetuksensa maksavia oppilaita.
Akatemiassa on yksi pääopettaja, joka ehkä on hyvä, en tiedä,
koska en nähnyt hänen opetustaan koskaan, sekä yksi osa-ai-
kainen opettaja, joka vaikutti pätevältä, mutta ei hänkään
opettanut meitä koskaan. Mestari Chenin erikoiskurssille,
joka maksaa tuplasti sen mitä muut kurssit, saapui ulkopuo-
lisia opettajia, jotka vaikuttivat erittäin hyviltä ja kokeneilta,
mutta hekin opettivat vain kiinaksi. Koulussa saa siis kunnol-
listakin opetusta, kunhan on valmis maksamaan reippaasti –
ja kunhan osaa kiinaa.

KUOLEMATTOMIEN TAKAPERINKÄVELYÄ

"Ole viisaasti höperö!"
Armas J. Pulla

Otin tavakseni aamuisin ennen aamiaista mennä akatemian pihalle harjoittelemaan Ba Duan yinia (baduanyin) eli "kahdeksaa silkkistä liikettä" (Eight Pieces of Brocade englanniksi). Baduanyin on terveysqigongia, jonka kahdeksan liikettä ovat keholle ja sen energiavirroille (eli kehon kyvylle parantaa itseään) arvokkaita kuin laadukas silkki. Baduanyin-harjoituksen opetti minulle ranskalainen kung fu -elämää viettävä Gael Delomenie. Gael oli jo elänyt useita vuosia Kiinassa kung fua harjoittaen, meditoiden ja kiinalaista huilua soittaen. Hän oli hyvä, tarkka ja syvällinen opettaja. Sellainen, jonka olisin halunnut opettajakseni lapsellisen Koutsini sijaan. Harjoituksen jälkeen teimme aina toisillemme voimanyrkkitervehdyksen. Sanaakaan emme puhuneet. Usein sen jälkeen kävelin muutaman kerran pihan ympäri takaperin. Perustelin jälkeenpäin Gaelille, että se saa aivoissani hermoradat kytkeytymään uusiin asentoihin. Gaelin mukaan kaikki qigong-harjoitukset vaikuttavat siten. Varmasti hän on oikeassa, mutta takaperin käveleminen on silti ainakin hauskaa! Kerrottuani sähköpostissa miehelleni takaperinkävelyistäni hän kommentoi: "Mahdatkohan enää olla yhteiskuntakelpoinen palatessasi...".

Ihmiskeholla on käsittämättömän hieno taito parantaa itse itseään. Käveleminen on yksi keino, paljasjalkakävely eritoten. Toki järjen käyttö siinäkin on sallittua ja toivottavaa: asfaltilla ja likaisissa tiloissa paljain jaloin kävelemisestä ei ole terveyshyötyä, enkä pidä viisaana kävelyä lumihangessa kovalla pakkasella paljain jaloin. Olen kuullut paljasjalkaintoilijasta, joka palellutti sillä keinoin varpaansa pahasti.

Kiinalaisen sanonnan mukaan tuhannen li'n[13] matka alkaa yhdestä askeleesta. Käveleminen on yksinkertaisinta terveysqigongia. Se on harjoittelua, joka sopii kaikenikäisille ja kaikenkuntoisille ihmisille. Henkiselle ja fyysiselle terveydelle parhainta on kävely luonnossa. Jo puolesta tunnista tuntiin kävelyä päivässä lievittää stressiä ja parantaa aivotoimintaa. Kävely vauhdittaa aineenvaihduntaa, lisää luuntiheyttä, alentaa verenpainetta, parantaa verenkiertoa ja lymfakiertoa, tehostaa immuunipuolustusta ja ehkäisee Alzheimerin tautia. Kun luonnossa käveleminen vielä ehkäisee masennusta ja ilostuttaa mieltä, on jokseenkin käsittämätöntä, että nykyisin hehkutetaan milloin mitäkin vimpainta, joka lupaa ihmeitä (ja jää pian kaappiin tai kuntosalin nurkkaan pölyttymään), mutta ilmainen ja lähes kaikkien tavoitettavissa oleva käveleminen on unohdettu. Sillä ei voi tehdä bisnestä ennen kuin sitten, kun me olemme unohtaneet miten kävellään, ja ilmaantuu kävelyvalmentajien ammattikunta, ja kehitetään kävelyvälineitä ja kävelyravintolisiä.

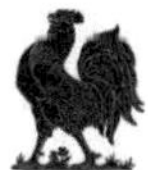

Kävelyqigongia voi toteuttaa kahdella erilaisella tekniikalla. Tietoinen käveleminen on yksinkertaisesti kävelymeditointia. Siinä ei kuunnella korvalappustereoita eikä tuijoteta älypuhelinta. Mieli tyhjennetään turhasta roinasta ja keskitytään hengittämään kevyesti ja pakottomasti. Kävellessä otetaan yhteys maahan ja ympäröivään luontoon. Maadoittaminen on hyvin tärkeä osa tietoista kävelemistä. Kuten zenbuddhalainen munkki Thich Nhat Hanh neuvoo: *"Kävele kuin suutelisit*

---

13. *Li on 576 metriä.*

maata jalkojesi alla". Paljaat jalat, kangas- tai nahkapohjaiset jalkineet tai paljasjalkakengät mahdollistavat maakosketuksen.

Toinen kävelyqigongin muoto on *Guolin Qigong*. Sen perusti 1909 syntynyt mestari Guo Lin. Hänellä todettiin kohtusyöpä vuonna 1949. Guo Lin parani syövästä oman näkemyksensä mukaan kävelyohjelmallaan. Hän kutsui ohjelmaansa *XiXiHu*'ksi. Se tarkoittaa "hengitä sisään, hengitä sisään, hengitä ulos". Miehet aloittavat kävelyn vasemmalla ja naiset oikealla jalalla (qigong-harjoitukset ovat usein tällä tavoin sukupuolittuneita), ja molempia käsiä heilautetaan vyötärön korkeudella samaan suuntaan kuin astutaan. Samalla hengitetään kaksi kertaa nopeasti sisään, vaihdetaan jalkaa ja hengitetään kerran rauhallisesti ulos[14]. Guo Lin antoi myös tarkkoja kävelyohjeita eri sairauden tiloihin.

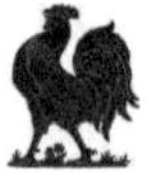

Hyvä keino edistää kehon kykyä parantaa itseään on kovahkolla alustalla nukkuminen. Kung fu -akatemiassa nukuimme kivikovalla patjalla. Siellä lisäsin ylimääräisen täkin petauspatjaksi, koska selkäni kipeytyi niin kovalla alustalla. Kotona olen testaillut lattialla nukkumista ja laittanut paksulle matolle täkin – ja nukkunut kuin murmeli muutaman tunnin yhteen menoon (mikä unihäiriöiselle on siunattu asia). Heräsin lattialta virkeämpänä kuin vuoteesta, vaikkei parisänkymme patjakaan mikään pehmeä ole, vaan melko napakka. Kokemuksistani innostuneena tuunasin oman puoliskoni parisängystämme kovemmaksi. Sängyssämme on kaksi säleikköpohjaa, viritin omani mahdollisimman kovaksi. Yhteisellä sopimuksella poistimme petauspatjan ja jätimme vain soluku-

---

14. Youtubesta löytyy videoita aiheesta hakusanoilla Guolin Qigong.

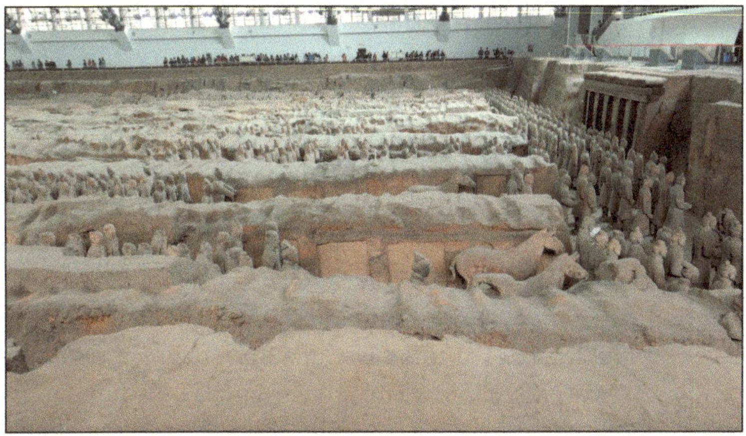

mipatjan sänkyyn. Petini ei ole kova, mutta se on nyt napak-
ka, ja ilma kiertää patjan alla säleikköjen läpi kuten pitääkin.

Pengoin tietoja kovalla alustalla nukkumisesta, ja il-
meisesti voidaan väittää uskottavasti ja vakuuttavasti niin puo-
lesta kuin vastaankin. Ihanteellisin vaihtoehto lienee japanilai-
nen tapa nukkua futonilla, jonka alla on matala kehikko. Näin
ilman kulkee alta, eikä patja kostu hikoilusta.

Kovalla alustalla nukkuminen on kokemusperäisen tiedon
mukaan hyväksi selkävaivaisille. Minulla on taipumus alaselän
ja reiden sivuosan kipuihin. Ne ovat vähentyneet lattialla nuk-
kumisen kokeilujeni aikana. Siitä olen täysin vakuuttunut,
että liian pehmeät vuoteet, joustinpatjat ja lilluvat vesipatjat
ovat yhtä turmioksi ihmiskeholle kuin jatkuva istuminenkin.
Toisaalta nukkumisalusta on liian kova, jos siinä kipeytyy vielä
totuttelujakson jälkeenkin.

Tiettävästi ei ole olemassa riippumattomia tutkimuk-
sia, jotka osoittaisivat minkään sängyn tai patjan terveyshyö-
tyjä. Ainoat kiistatta terapeuttiset vuoteet on kehitetty sairaa-
loissa palovammapotilaitten tarpeita varten. Reumatismista

kärsivät vanhukset saattavat kärsiä kovasta alustasta, mutta se on toisaalta korjattavissa polvien alle asetettavan tyynyn avulla. Itse käytän jatkuvasti kolmea tyynyä: yksi iso tyyny on jalkojeni alla, jotta saan lymfaturvotuksesta kärsivät jalkani ylös yön ajaksi, kaksi pienempää ovat kyljellä nukkumista varten, toinen niskan tueksi pään alle ja toinen tukemaan rintakehän avonaisuutta. Ikään kuin syleilen tyynyä sylissäni, jotta keuhkoni eivät rintojen painosta mene kasaan kyljellä nukkuessani. Kunnollinen hapensaanti on nukkuessakin tärkeää.

Nukkumisella ja unen laadulla on ratkaiseva vaikutus kehon kykyyn parantaa itseään. Hyvin tärkeää on noudattaa omaa luontaista nukkumisrytmiään. Minä olen hyvin iltauninen, vuorokausirytmini on pikkulapsen. Paras tapa minulle on/olisi käydä metsälenkillä seitsemän ja kahdeksan välillä. Voin parhaiten, kun menen petiin noin kahdeksalta illalla, luen jonkin aikaa ja käyn sitten nukkumaan yhdeksän jälkeen, ennen kymmentä joka tapauksessa. Jos valvon yli kymmeneen, en saa unta ennen kuin puolen yön jälkeen, ja olen seuraavan päivän vailla energiaa.

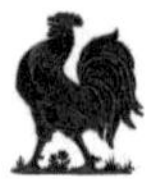

Hengittäminen on myös yksi keskeisistä kehon ja mielen terveyttä edistävistä keinoista. Usein kuvitellaan, että hengittäminen sujuu automaattisesti, mutta kuten jokainen meditoija, joogaaja ja qigongin harrastaja tietää, hengittäminen tarvitsee huomiota. Niin joogassa kuin qigongissakin ajatellaan, että hengittämiseen keskittymällä voidaan lisätä kehoon ja aivoihin elämänenergiaa.

Mestari Lam suosittelee takaperin kävelemisen lisäksi "takaperin" hengittämistä. Harjoituksessa hengitetään sisään vatsaa kevyesti supistaen ja ulos antaen vatsan rentoutua. Sisään hengitettäessä nostetaan käsivarsia kämmenet alaspäin rintakehän korkeudelle. Energian virtauksen voi tuntea kulkevan aivoista jalkoihin. Uloshengityksessä käsivarsia lasketaan alaspäin hyvin kevyesti kämmeniä maahan päin painaen. Näin energia poistuu samalla tavalla kuin tulikin, maahan jalkojen alapuolelle ja ilmaan pään yläpuolelle. Alkuun hengitysharjoitusharjoitusta tehdään pari minuuttia, ja kestoa lisätään kehittymisen myötä. Käänteisellä hengityksellä saadaan happea ja elämän energiaa joka soluun.

SISÄINEN ALKEMISTI KAMPPAILEE
ITSENSÄ KANSSA

"Tämä on siis ihmisen ongelma: tietoisuuden lisääntymisellä on hintansa. Emme voi tulla herkemmiksi mielihyvälle herkistymättä myös tuskalle. --- Toisin sanoen saavutamme joskus vaiheen, jossa tietoisena olemisen haitat kumoavat sen edut, jossa äärimmäinen herkkyys tekee meistä joustamattomia."
Alan Watts

Välillä tuntuu, etten oikein löydä sanoja sen kuvaamiseen, mikä prosessi käynnistyy kun valmiiksi introvertti ihminen kääntyy sisäänpäin ja yrittää saada selkoa tunne-elämästään. Se vasta sipulin kuorimista on. En ollut koskaan ajatellut, että minulla olisi syytä tuntea olevani jotenkin traumatisoitunut – eihän elämässäni koskaan ole tapahtunut mitään niin selkeästi traumaattista. Näin aina ajattelin. Vertasin itseäni ystäviin, jotka ovat kokeneet raiskauksia, insestiä, vanhempien alkoholismia, rankkoja pahoinpitelyitä lapsena... Eräs veljiensä toistuvasti pahoinpitelemä ja raiskaama nainen sanoi minulle kerran, ettei kärsimysten suuruutta voi verrata, jokainen kärsimys ja tuska on omansa. Periaatteessa niin, mutta kai nyt jonkinlainen suhteellisuudentaju on syytä säilyttää? Näitä latuja ajatukseni kulkivat vuosikymmeniä, kunnes vasta tässä itseeni-60-vuotiaana-tutustumisen-prosessissa ymmärsin, ettei kyse tosiaankaan ole traumojen rankkuudesta, vaan siitä, miten syvät jäljet ne ovat tunne-elämään jättäneet.

Tässä nousee taas esiin se kaiken elämän kattava yliherkkyyteni. Tapahtuneet saattavat olla sellaisia, jotka "normaali" ihminen olisi jo aikoja sitten unohtanut, mutta minä kannan haavoja sielussani vuosikymmeniä. Kannan esimerkiksi yhä syyllisyyttä siitä, etten vuosia sitten Frankfurtin len-

tokentän junatunnelissa antanut rahaa kerjäävälle puolalaisel-
le pyörätuolimiehelle. Vaikka hänellä oli paljon kärsineen ja
hyvän ihminen katse.

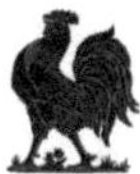

Matkustin toimittaja-aikoinani kerran Pohjois-Karjalaan
haastattelemaan psykologian tohtori Sylvi-Sanni Mannista.
Manninen asui Sanktuaariksi nimittämällään perintötilalla
yhdessä sisarensa ja mystiseksi jääneen, vintillä lymyilevän
amerikkalaismiehen sekä jatkuvasti piereskelevän ikivanhan
koiran kanssa. Manninen teki aikoinaan psykologian väitös-
kirjansa Lontoon yliopistossa ja jatkoi tutkimustyötään Har-
vardin, Brandeisin ja Kalifornian yliopistoissa. Suomessa ei
sellainen väitöskirja olisi psykologiassa tullut kuuloonkaan
vielä vuonna 1950. Hän jakoi väitöskirjassaan ihmiset muo-
to- ja väri-ihmisiin. Muotoihmiset ovat Mannisen mukaan vä-
hemmän herkkiä, korostavat toiminnassaan sääntöjä, järjestel-
miä ja käytännöllisyyttä. Väri-ihmiset taas ovat herkkiä, luovia
ja epäkäytännöllisiä.

Sylvi-Sanni testasi minut. Testi oli niin läpinäkyvä,
että olisin voinut manipuloida sitä mielin määrin, mutta vas-
tasin kaikkiin kysymyksiin täysin rehellisesti. Tulos oli, että
olen sekä väri- että muotoihminen. Sylvi-Sanni oli pettynyt,
hän olisi toivonut minun olevan väri-ihminen, koska piti
minua sympaattisena. Hänellä oli hyvin voimakas tendenssi
muotoihmisiä vastaan.

Taksissa paluumatkalla Joensuuhun taksikuski kertoi
salaperäisestä vinttikerroksen asukkaasta. Hän juorusi, että
kyseinen harmaapäinen mies käy kerran viikossa kaupassa ja
ostaa auton peräkärryllisen verran makeaa, etenkin suklaata.
Ilmeisesti kyseessä oli sama mies, jonka kuvan Sylvi-Sanni oli

minulle näyttänyt. Hienopiirteinen mies, jonka silmät olivat mieliinpainuvat. Sylvi-Sanni kysyi minulta, mitä kuva kertoo minulle. Vastasin, että nuo silmät ovat nähneet paljon tuskaa. Sylvi-Sanni katsoi minua pitkään ja vahvisti niin olevan. Assosiaationa mieleeni tulivat keskitysleirin hirveydet. Olen joskus miettinyt, mitä miehelle mahtoi tapahtua Sylvi-Sannin kuoltua. Ensisijainen muistikuvani vierailustani on kuitenkin se ikimuistoisa haiseva ja vaikeasti liikkuva, koko ajan pahanhajuisia ja kovaäänisiä pieruja päästelevä vanha koira, joka kovasti hamusi seuraani.

Vaikka pidänkin jakoa muoto- ja väri-ihmisiin liian yksinkertaistettuna, uskon, että sen avulla voi hyvinkin hahmottaa niitä kommunikointiongelmia, joita eri tavoin – ja varsinkin eri herkkyydellä – reagoivien ihmisten välillä on.

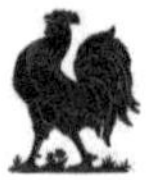

Nämä jokapäiväiset pitkät seisomismeditaatiot, jotka enimmillään ovat olleet 40–50 minuutin mittaisia, ovat tainneet pistää alitajuntani myllerryksiin. Viime yönä uneksin useimmat pelkoni yhteen menoon, puuttui vain paikoilleen jähmettyminen vaaran uhatessa. Tavallisesti näen painajaisia vain harvoin, mutta kun näen, niissä toistuvat samat teemat. Minua ajetaan takaa, uhataan, ja yritän paeta; olen menossa johonkin mutta matkalle tulee jatkuvasti viivytyksiä ja eksyn ihan vääriin paikkoihin; kolmas variaatio on, että olen unohtanut, että minulla on työhuone, josta en muista olenko edes maksanut vuokran, saati sitten käyttänyt sitä. Elämäni kamalimman unen näin vuosikymmeniä sitten, ollessani vielä ensimmäisessä avioliitossani. Näin unta, että soitin silloiselle miehelleni ja sanoin, että muistatko, että meillä on lapsi. Hänkin oli unohtanut, aivan kuten minä. Kerroin saaneeni juuri tiedon, että lapsemme on joutunut sairaalaan. Se avioliitto päättyi eroon, kuten arvata saattaa. Usein uneksin myös talosta, joka on täynnä siivottavia huoneita, ja kunnostettavia nurkkia. Uniani ei siis ole vaikea tulkita.

Nyt uniini oli tullut jokin uusi vivahde, vaikuttaa siltä, etten enää ole takaa-ajettu uhri, vaan olen tekemässä jotakin tilanteen ratkaisemiseksi. Unielämäni on hyvin vilkasta, ja unet ovat minulle tärkeä väline itseni ja elämäni ymmärtämisessä. Niinpä minun on

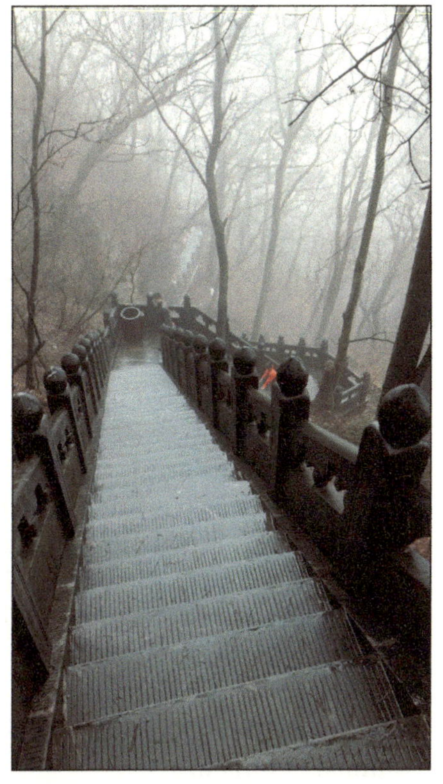

nyt ymmärrettävä antaa alitajunnalle viestejä siihen suuntaan, että jatkossa uneksin olevani mielen tasapainon hallitseva, tilanteissa rauhallisesti mukana liikkuva ihminen, joka antaa elämän kantaa. Kaikki tämä oman tunne-elämän, alitajunnan ja unieni symbolien tutkiminen on tarpeen, jotta voin elää vanhuuteni olematta pelkkä mieleni kipupisteitten kanssa fyysisesti kipuileva mummo.

Lapsuuden tunteista päällimmäiseksi minulle on jäänyt tunne hylätyksi tulemisesta. Paljoa en ylipäätään lapsuudestani muista. Kukaan ei jättänyt minua virtaavaan jokeen kaislakorissa, mutta alitajuisesti olen tuntenut tulleeni hylätyksi.

Aikuisiässä elämäni on aika ajoin silkkihansikkaitten sijaan käyttänyt rautanyrkkejä, mutta ihan riittävästi olen itsekin kaksin käsin kauhonut ongelmia elämääni. Samalla olen hankkinut lisää haavoja tunnemuistiini. Kun tapahtuma on viiltänyt tarpeeksi syvältä, sitä on hyvin vaikea unohtaa. Olen siis ollut tunne-elämältäni pienten traumojen haavoittama. Olen kuitenkin aina ollut selviytyjä, joten olen selviytynyt myös mahdottomilta näyttävistä umpikujista, kuten vaikkapa ylivelkaantumisesta sen jälkeen, kun velkaneuvoja oli nostanut kädet ilmaan ja todennut, ettei tästä voi mitenkään selviytyä. Osittain mukana oli onnea onnettomuudessa. Vähän alle nelikymppisenä havahduin siihen, että jos jatkan tällä tavoin elämääni, olen viisikymppisenä sisältä täysin kovettunut selviytyjä; ja jos jatkan avioliittoani, me olemme molemmat ennen pitkää joko alkoholisoituneita tai mielisairaalassa – eikä minusta koskaan tule kirjailijaa. Minun oli pelastettava edes itseni, koska toinen ei halunnut tulla "pelastetuksi". Taas kertyi mielen pohjalle tunnehaavoja ja syyllisyydentunteita, mutta kymmenen vuoden kuluttua olin paitsi valmistunut maisteriksi ja suorittanut kiinnostavia jatko-opintoja myös julkaissut ensimmäiset kirjani.

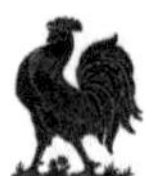

Viime vuosina on saatu yhä enemmän tietoa siitä, miten tunteet ja traumat lukkiutuvat ihmiskehoon. Traumat eivät ole vain jotakin, joka on tapahtunut menneisyydessä, vaan ne jatkavat elämäänsä ihmisen hermostossa, kipu mielessä on siirtynyt kehoon. Keho muistaa silloinkin, kun tietoinen minä ei aina muista.

Uranuurtajat ovat kehittäneet taputtelutekniikoita, joilla on saatu hyviä tuloksia traumaparannuksessa. Taolaisessa parannusperinteessä taputtelu ja ravistelu ovat ikivanhoja menetelmiä. Taputtelemalla vauhditetaan verenkiertoa, lymfakiertoa ja voimistetaan hapensaantia ja energian kulkua kehossa. Kokemukseni mukaan qigongharjoitukset rauhoittavat kehoa ja mieltä, ne avaavat lukkoja mielessä ja kehossa pehmeästi ja vähitellen.

Tätä kirjoittaessani isäni kuolemasta on kolme ja puoli vuotta. Koko sen ajan olen potenut milloin mitäkin, ihottumasta jalan hermosärkyyn. Parannuttuani ihottumasta, paheni lymfaturvotukseni. Kun olen saanut lymfakierron jonkinlaiseen tasapainoon, olen kaatunut portaissa ja murtanut pari pientä lantioluuta. Sen jälkeen olen opetellut uudelleen kävelemään ensin rollaattorin ja sitten kyynärsauvojen avulla. Kun kävely alkoi sujua, häntäluun kohdilla (mahdollisesti) oleva hermopinne sai koko oikean jalkani potemaan ympärivuorokautista hermosärkyä. Olen nauranut itselleni, etteivät biorytmini ja feng shuini ole olleet kohdillaan. Tietysti olen ymmärtänyt kehoni ja alitajuntani viestivän minulle, että selvitä jo tunnesolmusi, on korkea aika. No, jos se tahdosta ja hyvistä aikomuksista riippuisi, olisin selvittänyt ne jo ajat sitten. Tämä kirja on ollut tärkeä osa prosessia. Psyykeni on sellainen, että ymmärrän mitä ajattelen ja tunnen, vasta kun olen sen kirjoittanut.

Tänään vaihdoin hyvän ystävän kanssa terveyskuulumisia ja havahduin tietoisuuteen siitä, että kaikista krempoista ja onnettomuuksista huolimatta minulla on aina ollut terveen ihmisen identiteetti, kuten hänelläkin. Ilmeisesti samansukuinen ilmiö on se, etten miellä itseäni vanhaksi, vaikka kiistatta kronologinen ikäni sitä on. Missään tapauksessa en haikaile nuoruutta, enkä pyri mihinkään ikinuoruuteen (ja aivan erityisesti inhoan sanaa nuorekas). Pikemminkin se on mielen kokemus, en ole nuori enkä vanha. Olen muunikäinen. Joissakin asioissa mieleni on vanha, toisissa nuori. Olen innostunut elämästä kuin viisivuotias, mutta yritän löytää mieleeni satavuotiaan tyyneyden, maailmanmenon ja ihmisten laumatyperyyden hyväksynnän. Enkä pelkästään yritä hyväksyä asioita, joille en mahda mitään, pyrin myös ymmärtämään.

MEDICUS CURAT, NATURA SANAT

*"Kehossasi on enemmän viisautta kuin
syvällisimmässäkään filosofiassasi."*
Nietzsche

Saksalainen, Heidelbergin yliopiston lääketieteen professori
Peter Nawroth julkaisi vuonna 2016 (siis ajalta ennen koro-
napandemiaa) kirjan *Gesundheitsdiktatur* (terveysdiktatuuri).
Kirjassaan hän kyseenalaisti lääketieteen sekä lääke- ja terveys-
teollisuuden suosittelemat elämäntavat. Hänen mukaansa lää-
kärin tulisi olla hyvin varovainen suosituksissaan, ja ehdottaa
vain tarkkaan mietityissä tilanteissa joitakin kohdennettuja
elämäntapamuutoksia.

Nawrothin mukaan ulkoapäin annetut ohjeet ovat
puuttumista ihmisen yksityisasioihin ja elämänlaatuun – ja
tekevät ihmisen vain onnettomaksi, mutta eivät kuitenkaan
anna mitään takuita terveestä elämästä. Tämän ovat tutki-
mukset osoittaneet. Nawroth korostaa, ettei kyse nyt ole ää-
rimmäisen haitallisista elämäntavoista kuten tupakanpoltosta
tai ruuan ahmimisesta.

Nawrothin mukaan median ei pitäisi jatkuvasti se-
koittaa ihmismieliä terveysartikkeleilla, jotka suggeroivat us-
komaan, että jokin elämäntapa estäisi jonkin sairauden. Näis-
sä artikkeleissa korkeintaan viitataan johonkin tutkimukseen,
josta lukija ei voi tietää osoittiko tutkimus todella syyn ja
seurauksen. Hän pelkistää, ettei ruoansulatusjärjestelmän 50
miljoonan vuoden evoluution jälkeen kenellekään terveelle
ihmiselle ole hyötyä käynnistä apteekissa tai terveyskaupassa.
Hän viittaa tutkimuksiin, jotka ovat osoittaneet, että elämän-
tapoihin puuttuminen esimerkiksi kakkostyypin diabeetikolla
lisää elinaikaa 106 päivää.

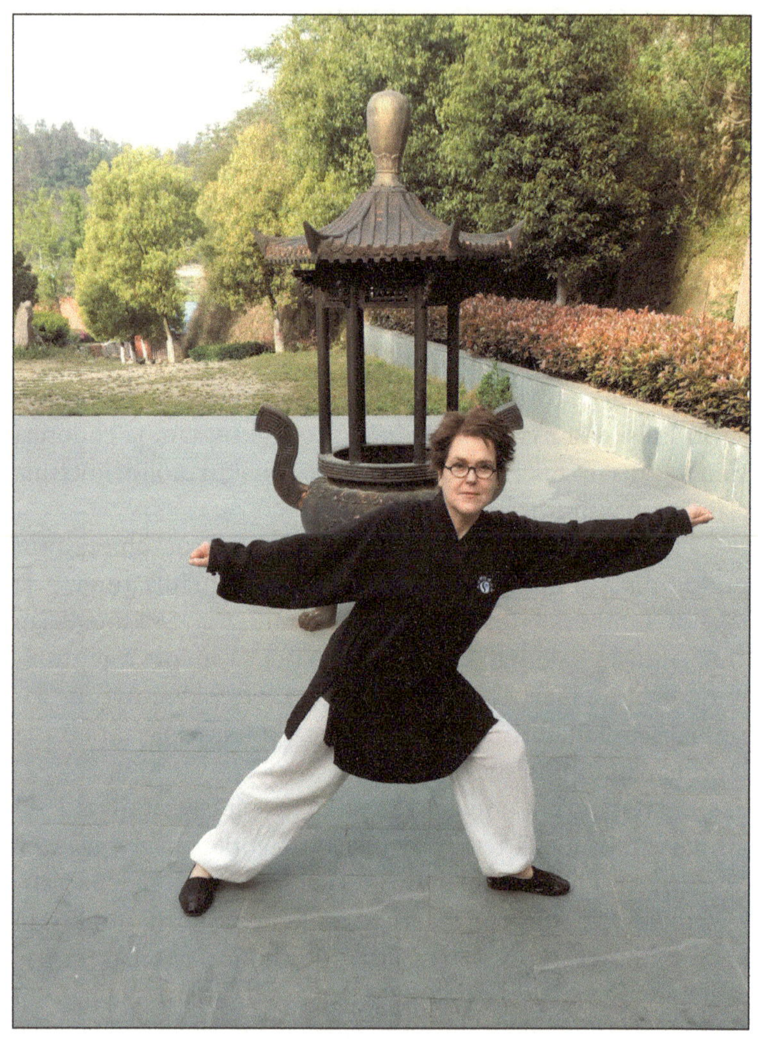

Nawroth korostaa, ettei lääkäreiden pidä puuttua ihmisen elämäntapoihin muissa kuin sellaisissa tapauksissa, joissa väliintulo on kiistatta tieteellisesti osoitettu hyödylliseksi kyseisessä sairaudessa, ja elämän laatua parantavaksi. Hänen mukaansa parasta olisi, jos ihmiset itse tutustuisivat tutkimustietoon. Hän pitää professoreiden ja lääketieteestä kirjoittavien ammattilaisten velvollisuutena referoida tutkimustietoa kansantajuisesti. Nawrothin oman kirjan esiluki 88-vuotias äiti, ja se meni painoon vasta, kun äiti ymmärsi ja hyväksyi tekstin.

Nawroth tiivistää ajatuksensa neljään pääkohtaan. Ensinnäkin lääketieteen täytyy tunnustaa rajallisuutensa. Lääkäri ei koskaan voi tuntea koko ihmistä, ja hän voi ehdottaa potilaalle vain sellaisia elämäntapoja, jotka on interventiotutkimuksin selvästi hyödyllisiksi osoitettu juuri kyseiseen sairauteen liittyen. Toisekseen mukaan tulisi ottaa myös muut tieteenlajit, filosofia, teologia[15], oikeustiede. Kolmanneksi potilaalla tulisi olla tarpeeksi menetelmätietoa, jotta hän voisi esittää lääkärille oikeita kysymyksiä. Neljänneksi lääketieteen pitäisi antaa julkisiksi lääkeluvan saantiin vaikuttaneiden tutkimustietojen lisäksi myös ne tutkimukset, joissa on osoitettu, ettei terapiasta ole mitään hyötyä.

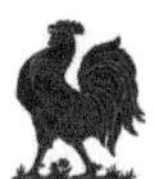

Biohakkerilla tarkoitetaan amatööribiologia, joka tekee biolääketieteen kokeita perinteisten tutkimuslaitosten ulkopuolella. Aivan samoin kuin tietokonehakkerit hakkeroivat tietokoneita, biohakkerit hakkeroivat kaikkea biologista. Biohakkeritkin jakautuvat eri alaryhmiin, osa tutkii keinoja parantaa ihmisen elämisen ehtoja kehittyvissä maissa, suurin osa keskittyy kuitenkin transhumanismiin, jonka tavoitteena on kehittää ihmiskehoa yhä vastustuskykyisemmäksi ja terveemmäksi. Käytännössä se tarkoittaa eräänlaista tämän päivän

---

15. Tutkimuksissa on osoitettu, että uskonnolliset ihmiset elävät pidempään ja terveempinä.

eugeniikkaa, ihmisrodun jalostusoppia. Vaikka sitä harvempi ymmärtää tai myöntää.

Transhumanistit seuraavat erilaisin laittein kehonsa arvoja. He ajattelevat, että ihmisen terveys on pelkistettävissä biologisiin markkereihin. Heti, kun markkeri poikkeaa "normaaliarvosta", saat tilanteen palautettua ostamalla tätä tai tuota ravintolisää tai lääkettä. Hyvä bisnes, mutta miten paljon oikeasti terveyttä voidaan mitata keskiarvoilla tai normaalimäärityksellä? Miten paljon olennaista tietoa saadaan erilaisilla härpäkkeillä mittaamalla?

Itse ajattelen, että terveys on paljon kokonaisvaltaisempi, monimutkaisempi ja ennen kaikkea henkisempi kokonaisuus. Minusta biohakkeroinnin suosio kertoo nykyihmisen vanhuuden ja kuoleman pelosta. Siinä, missä voidaksemme hyvin tarvitsemme lisää luontoa ja lisää yhteyttä toisiin ihmisiin, käperrymme tuijottamaan laitteita, joilla mittaamme omaa napanöyhtää. Mahtaako napanöyhdällämme olla sinkin, kuparin vai pakurikäävän puute?

Näen mielessäni tulevaisuuden. Ihmiset kulkevat mikrosirut ranteissa tai peukaloissa, nettisilmälasit päässä, eivätkä havaitse todellisuutta ympärillään, omasta tajunnasta puhumattakaan. Hyvin pian ihmisistä tulee uusavuttomia koneitten päätteitä, joiden elämä romahtaa nettiyhteyden katkeamiseen – tai siihen että terroristihakkerit iskevät ranteessa ihon alla olevaan mikrosiruun.

En aio osallistua tuohon kehityskulkuun. En ole teknologia- enkä muutosvastarintainen (enkä laboratoriotutkimusvastainen) vaikka siltä näyttäisi. En vain pidä viisaana kritiikitöntä mukaan menemistä kaikkeen, mitä rahanahneet elämän kaupallistajat tai elämän- ja kuolemanpelkoiset modernit gurut kehittävät.

Kummallisten oireiden listaani on ensin isän ja sitten äidin kuoltua ilmestynyt lauluäänen kadottaminen. Aiemmin olen pystynyt laulamaan nuotilleen. Nykyisin raakun kuin varis. Ääneni on niin käheytynyt. Ajattelin ensin, että se johtuu vain laulamisen puutteesta ja ajoittaisesta puolierakkoudesta, jolloin en tapaa ihmisiä, joiden kanssa puhua. Se toki on varmasti osasyy, kuten varmasti vanheneminenkin, mutta luin *Antti Järven*[16] kirjasta kiinnostavan toisen selityksen.

Järvi kertoo puolalaisesta laulunopettaja Aneta Lastikista, joka työssään oli havainnut äänenkäytön ongelmien taustalla olevan elämän ongelmia. Ne saattoivat liittyä traumaattiseen kokemukseen tai siihen, miten vanhemmat olivat kohdelleet lastaan. Lastikin perusajatus on Järven mukaan, että ääni paljastaa, jos ihmisen elämässä on ongelmia tai käsittelemättömiä asioista. Kun ihminen oppii työstämään omia kätkettyjä tunteitaan, äänenkäyttö ja sen laatu paranevat." Jos et pidä äänestäsi, et pidä itsestäsi, Lastik kiteyttää. Tämän luettuani määräsin itselleni päivittäisiä om-meditaatioita, ajattelin sillä lyöväni kaksi kärpästä yhdellä iskulla: tunnemeditoinnin ja äänenkäytön harjoituksen.

Neurologi ja psykiatri David Servan-Schreiberin mukaan tunneaivomme, eli ne aivojen keskukset, jotka säätelevät tunne-elämää, kontrolloivat paitsi kaikkea psyykkistä hyvinvointiamme myös suurinta osaa ruumiin fysiologiasta: sydämen toimintaa, verenpainetta, hormoneja, ruuansulatusta ja jopa immuunipuolustusta. Koska tunneaivoilla on niin

---

16. Lastik teki aiheesta tietokirjan, jota en puolan tai ranskan kieltä taitamattomana pysty lukemaan, joten tietoni ovat Antti Järven kirjasta.

läheinen yhteys kehoon, on usein helpompi vaikuttaa tunteisiin kehon kautta kuin puheella. Hän esittää kirjassaan hoitomenetelmiä, joiden avulla voidaan mobilisoida tunneaivot ja niiden itseparannuskeinot. Näillä keinoilla voidaan parantaa depressio, tulevaisuusahdistus tai stressi – ilman lääkkeitä tai vuosikausien psykoterapiaa. Yksi esimerkki on silmänliikkeisiin perustuva ja varsinkin traumaterapiassa käytetty hoitomenetelmä EMDR (Eye Movement Desensitization and Reprocessing). Valohoito ja taputus- tai naputtelutekniikat (EFT, Emotional Freedom Techniques) kuuluvat myös näihin hoitomenetelmiin. Kaikilla näillä on saatu hyviä tuloksia.

Tiibetiläisessä lääketieteessä asiaa lähestytään kuitenkin päinvastaiselta suunnalta. Siinä nähdään surullisuus, syyllisyyden tunteet, itseluottamuksen puute ja ilottomuus ruumiillisten ongelmien henkisinä ilmentyminä. Mitenkään vastakkaisia nämä näkökulmat eivät ole, keho ja mieli toimivat jatkuvassa vuorovaikutuksessa molempiin suuntiin. Olen omassa kehossani kokenut, miten fyysiset ongelmat vaikuttavat psyykeen. Esimerkiksi lymfaturvotus saa mielen matalaksi ja väsyneeksi, kipu tekee ahdistuneeksi ja vie elämänuskon.

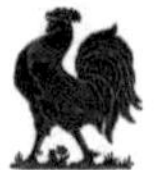

Ravinnon merkitys terveyteen ja mielenterveyteen on aasialaisissa parannusmenetelmissä tiedostettu jo tuhansia vuosia sitten. Vaikuttaa siltä, että länsimaissa on vasta viime vuosikymmeninä havahduttu asiaan. Nykyisin aihetta tutkitaan paljon, ja esimerkiksi omega3-kalaöljyn terveysvaikutuksia on jo osoitettu monissa eri tutkimuksissa.

Kehon hiljainen tulehdus on yksi keskeinen syy nykyiseen mielenterveyden ongelmien lisääntymiseen. Muita syitä ovat stressi (jatkuvat hermoärsytykset) ja yksinäisyys.

Me tarvitsemme luontoterapiaa, liikuntaa, oikeaa ruokaa sekä luppoaikaa ja rauhallista mietiskelyä, ja ennen kaikkea toisia ihmisiä, jotta luonto parantaisi meidät, eli kehon omat parantamismekanismit käynnistyisivät kehossamme.

Rakkaus on biologinen tarve ja elämää koossa pitävä liima. Rakkaus itseämme ja muita ihmisiä kohtaan. Tutkimuksissa on todettu, kuinka vanhempien antama hoiva ja äidin läheisyys vaikuttavat lapsen parasympaattisessa hermostossa vielä useita vuosia myöhemmin. Sotalasten lapsena joudun pakostakin miettimään, miten suuri osa kaikista terveysongelmistani on peräisin tunnevammaisesta lapsuudesta. Missään tapauksessa en vanhempiani syytä sairauksistani, eiväthän he sotalapsuutta olleet valinneet. Omassa elämässäni pyrin jakamaan hellyyttä, huolenpitoa ja välittämistä runsain mitoin elämänkumppanille – ja saan sitä samalla mitalla takaisin.

Lääkärin määräämä lääke lievittää sairauden oireita, mutta luonto on todellakin se, joka parantaa: ihmisen oma keho, joka toimii kuin placebo, läheiset ihmiset, metsä ja puutarha, eläimet niin kotona kuin luonnossakin. Me olemme osa luontoa ja universumia, meidän aivomme, eli tunteemme ja mielemme, eivät pääty omaan päähän. Me voimme lähettää ja ottaa vastaan parantavaa energiaa, ihan vain elämällä ihmisiksi ja pitämällä huolta. Itsestämme, läheisistä, naapureista, muista ihmisistä, eläimistä ja luonnosta.

TIIKERI

Perinteisessä kiinalaisessa kulttuurissa tiikeri on voimakas, mutta syvästi rakastettu eläin. Se kuuluu Maan muuttuvaan vaiheeseen, ja se liittyy ihmiskehossa Pernaan ja ruoansulatukseen. Tiikerin vuodenaika on perinteisessä kiinalaisessa ajattelussa niin kutsuttu viides vuodenaika, myöhäiskesä ja alkusyksy. Sen värejä ovat keltainen ja oranssi. Tiikeri-qigongin harjoittaminen on hyväksi Pernalle ja auttaa tekemään luistamme ja jänteistämme voimakkaammat.

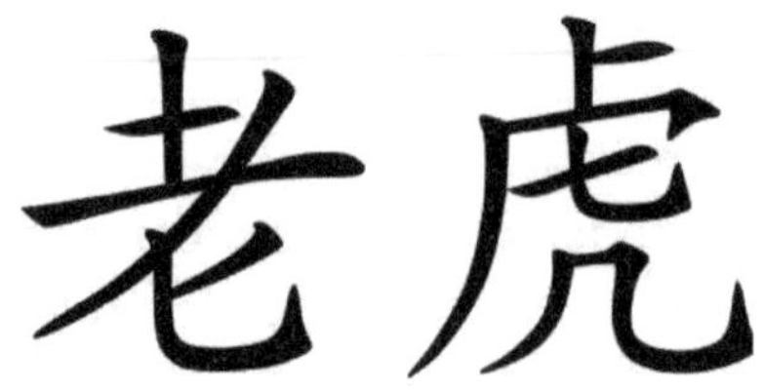

MAAN MUUTTUVA VAIHE

Kiinalaisessa lääketieteessä maa-elementin elin, Perna, vastaanottaa ruokaa kehoomme ja muuntaa sen qi'ksi ravitakseen ja tukeakseen muita elimiä. Gascoigne toteaa, että mikäli muuntamista ei tapahdu, vatsassa esiintyy vain ympäripyörimistä ja kurinaa tai mieleen nousee ajatuksia, jotka pyörivät samaa kehää eivätkä johda mihinkään. Pernan qi säätelee lihaksia ja painoa, kun se on terve ja vahva, myös lihakset ovat kunnossa ja vahvat. Vastaavasti lihasmassan menetyksen katsotaan johtuvan heikosta Pernan qi'stä.

Pernaan liittyvä tunne on empatia. Mikäli Perna on epätasapainossa saattaa ilmetä myötätunnon puutetta tai kyvyttömyyttä olla olematta liian myötätuntoinen. Yliempaattisuus kuluttaa Pernan qi'tä. Pernaa pidetään kiinalaisessa lääketieteessä "ajatuksen asuinsijana". Mikäli Pernan qi on heikko, meillä saattaa esiintyä muistamis- ja keskittymisongelmia. Liika ajatteleminen puolestaan kuluttaa Pernan qi'tä.

Tavallisimpia oireita, jotka Kiinassa liitetään heikkoon Pernan (ja sapen) terveyteen: ruoansulatushäiriöt (oksentelu, ripuli röyhtäily, ummetus jne.), virtsarakon tulehdus, kivuliaat kuukautiset, kehon yleissäryt ja kivut, kurkkukipu, hikka.

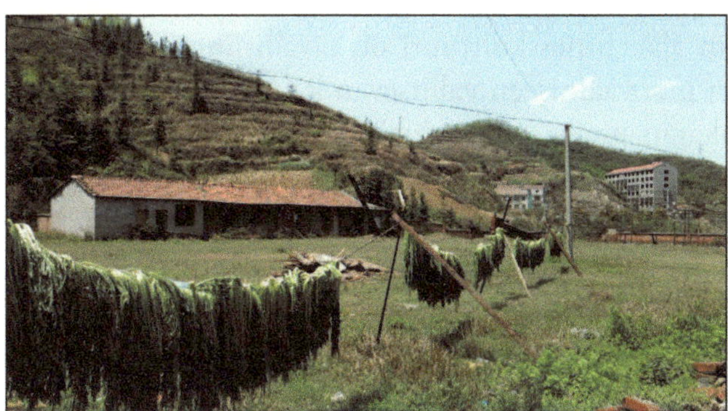

TIIKERI JA LOHIKÄÄRME KURKOTTAVAT TAIVAASEEN

"Milloin tietoisuus nousi päähän? Milloin päähän majoittunut tietoisuus alkoi kuvitella olevansa koko ihminen? Miten pää onnistui tekemään ruumiista aasin, jonka selässä kuninkaana ratsastaa? Milloin filosofi muurasi ihonsa umpeen?"
Tiina Tikkanen[17]

Kiinalaisen katsantokannan mukaan kaikki elämän aktiviteetit tulee sovittaa yhteen maailmankaikkeuden, vuodenaikojen sekä oman kunnon ja elämänvaiheen kanssa. Yin- eli rauhallisia aikoja ovat ilta, talvi sekä vanhuus. Yang- eli aktiivisia aikoja ovat aamu, kevät ja nuoruus. Fyysinen aktiivisuus on qin ja verenkierron harmonisoinnin sekä kehon hyvinvoinnin kannalta välttämätöntä. Liikarasitus saattaa kuitenkin heikentää Pernaa eli elimistön kykyä tuottaa qi'tä ja verta. Yliaktiivisuus saa qin palamaan loppuun, ja sohvaperunan elämäntapa puolestaa tukkii qin ja Veren virtauksen sekä heikentää elinten toimintaa. Kiinassa tämä kaikki on tiedetty tuhansia vuosia, länsimaissa tähän on havahduttu viime vuosikymmeninä, vaikka ilmaisemmekin saman asian eri käsittein.

Tämän ajan fitnesskulttuuri on tavallisimmin keskittynyt lihasten muovaamiseen vallitsevan kauneusihanteen mukaisiksi, pakaran pitäisi olla pyöreä ja mahassa selkeästi erottuvat poikittaislihakset. Jos mentäisiin toiminnallisuus edellä, *"pakarat voivat olla vaikka kuusikulmaiset eikä perseen tarvitse olla kaunis, vaan sen lihasten pitää toimia ja kannatella kehoa"*, kuten Fatima Witick asian ilmaisee.

---

17. Liikunnan filosofia – eri tarkastelukulmia

Suurella osalla ihmisistä pää ja keho elävät ikään kuin erillistä elämää. Tämä näkyy esimerkiksi jumpassa, jos seisoma-asennossa kehotetaan nostamaan oikea polvi ylös, jumppaaja saattaa nostaa vasemman polven tai kumartaa päätään katsomaan oikeaa polvea ikään kuin etsien, missä se mahtaa olla. Kipuviestit kyllä kulkeutuvat aivoihin, mutta aivojen yritykset tasapainottaa tilannetta jäävät helposti tehottomiksi. Kipu tavallisesti turrutetaan

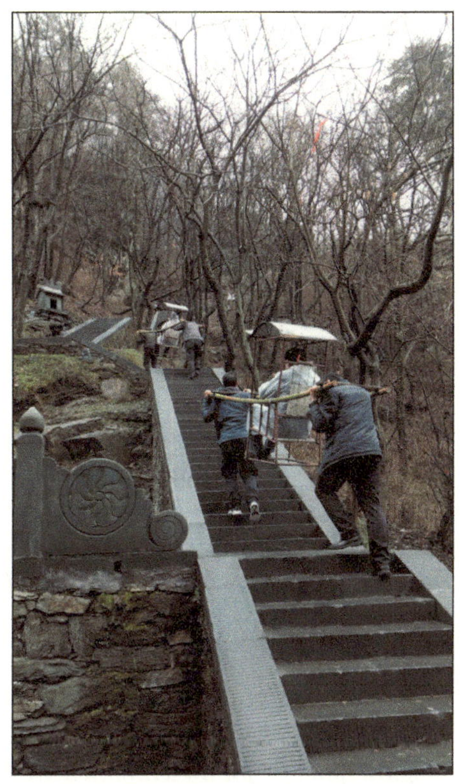

kipulääkkeellä ilman, että paneuduttaisiin kivun juurisyyn hoitamiseen. Niiden välinen kommunikaatio ei toimi. Vaikka olisit kuinka aktiivinen treenaaja, saatat sittenkin olla kadottanut aivojen ja kehon yhteyden. Rasitat raajojasi liikaa, vaadit itseltäsi tuloksia ja keräät stressiä ja tulehdusta kehoon.

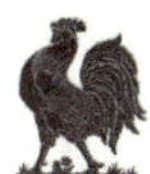

Tärkein liike vahvaan vanhuuteen on kyykky. Eikä nyt ole kyse järjettömistä kyykkyhaasteista, joissa ensin tehdään kymmenen kyykkyä, sitten kaksikymmentä, sitten nostetaan sataan kyykkyyn tai yli. Yksikin kunnolla tehty kyykky päivässä on parempi kuin sata huonosti tehtyä.

Kyykky polvivaiselle Fatima Witickin ohjein[18]

Kyykkyharjoittelussa taivutetaan ja ojennetaan lonkkia ja polvia. Valmistele hieromalla ja taputtamalla nivustaipeita ja polvitaipeita. Hiero nilkkojen sisäreunoja. Erityisesti polvivaivaisten kannattaa aloittaa korkeammalla istuimella ja siirtyä pikkuhiljaa matalampaan.

Aseta jalat vähän lantiota leveämmälle. Käännä jalkateriä hiukan aukikiertoon. Harjoittele mieluummin paljain jaloin. Paina varpaat, päkiät, kantapäät ja jalkaterien ulkoreunat lattiaan. Hengitä sisään vatsa "jäykäksi tölkiksi", kurota kädet eteen ja tee pikkupyllistys taakse. Pidä alaselkä litteänä, taita lonkista koukkuun (kuin häntä ylös). Istu kevyesti ja nouse heti napakasti ylös. Työnnä käsiä taakse, ojenna polvet etureisillä ylöspäin. Hengitä sihinällä ulos ylhäällä ollessasi ja vedä vatsa sisään. Muista, että polvia ei ojenneta taakse kohti polvitaipeita, vaan ylöspäin jalkoja pitkin etureisien avulla. Tee 3 kertaa 10–15 tuolikyykkyä.

Kiinassa kyykkääminen on perinteisesti ollut arkista luomuliikuntaa, tavallinen odotusasento. Yhä nykyisinkin siellä näkee vanhoja miehiä syväkyykyssä odottamassa bussia, nuoria ihmisiä en ole kyykyssä nähnyt, joten katoava perinne se sielläkin näyttää olevan. Kyykkyä kannattaa harjoitella päivittäin. Jos olet aloittelija tai tapaturmasta toipuva ja polvinivelrikkoi-

---

18. Ks. lisää kyykkyohjeita kirjastamme *Treenaa Fatiman kanssa*

nen kuten minä tätä nykyä, pitää aloittaa varovaisesti. Tuolilta nousten ja sen verran toistoja tehden kuin kivuttomasti pystyy. Kun kyykyn tekee kuten oheisessa ohjeessa, jalkoja ylöspäin etureisien avulla nostaen, harjoitus parantaa myös tasapainoa ei pelkästään liikkuvuutta. Erilaiset maadoitusharjoitukset vahvistavat tasapainoa, niistä kerroin luvussa Kuolemattomien takaperinkävelyä.

Hyvä keino palauttaa aivot ja keho luonnolliseen yhteyteensä on niin kutsuttu sisäinen hymy -meditaatio. Siinä "hymyillään" sisäelimille, kiitetään niitä siitä, että ne jaksavat yrittää parhaansa, vaikka me ihmiset toilailuillamme niitä kaltoin kohtelemme.

Sisäinen hymy -meditaatio[19]

Sisäisen hymyn meditaatio on osa nauravan Buddhan perinnettä. Naurava Buddha on eri henkilö kuin Siddharta Gautama. Nauravaksi Buddhaksi kutsuttiin kiinalaista zenmunkkia, jonka nimi oli Quieci. Hän on mallina niihin lukuisin pulleata Buddhaa esittäviin pikkupatsaisiin, joita keittiöbuddhiksi kutsutaan. Quieci oli niin iloinen, hyvä ja rakastava luonne, että hänen maineensa on säilynyt yli tuhat vuotta. Nauravan Buddhan perintönä on syntynyt sisäisen hymyn meditaatioharjoituksia, joista tässä yksi:

- *Keskitä ajatuksesi niin kutsutun kolmannen silmän kohdille kulmakarvojen väliin. Laita kädet kevyesti koskettaen silmien ylle. Hengitä ja rauhoita mieltä.*
- *Siirrä kädet kilpirauhasen eteen kaulalle. Tunne kilpirauhanen kuin kukkana. Hengitä rauhallisesti ja syvään.*
- *Seuraavaksi kohdista tietoisuus ja kämmenet hiukan*

---

19. *Lähteet: Laughing Buddha (2011) sekä Andrew McCart (Youtube)*

sydämen yläpuolelle kateenkorvan kohdille. Anna energian virrata ja hengittele rauhallisesti. Tunne, kuinka rakkaus avaa sydäntä.

- *Kohdista ajatuksesi keuhkojen molempiin puoliin. Voit kuvitella valkoisia kukkia keuhkojen alueelle. Hengitä syvään.*
- *Siirrä kädet ja kohdista ajatukset oikeaan kylkeen, maksan kohdille. Keskity tuntemaan ystävällisyyttä ja joustavuutta. Halutessasi voit kevyesti hieroa maksan päältä.*
- *Sitten vuorossa on perna vasemmassa kyljessä. Keskitä mielesi, voit kokea pernan vaikkapa keltaisena valona.*
- *Ota ajatusten kohteeksi munuaiset. Siirrä kädet navan korkeudella selkään molemmin puolin. Tunne energia ja hengitä syvään.*
- *Laita kädet ristiin alavatsalle. Keskitä ajatuksesi ja energiasi. Hengitä syvään ja rauhallisesti.*
- *Lopuksi aseta sormet navan ympärille. Kokoa energiasi rintojen alle, keskelle rintaa solar plexukseen. Tunne, kuinka energia, hymy, leviää sisälläsi kaikkiin elimiin ja aivoihin.*

YANG TASAPAINOTTAA YININ, TULI LIIAN VEDEN

"Älä istu! Istuessasi vapautat suuret asentoa ylläpitävät lihakset kehoasi tukevasta työstä. Etu- ja takareisi sekä pohkeesi rentoutuvat, niiden sähköinen aktiivisuus loppuu ja verenkierto sekä aineenvaihdunta hidastuvat. Samalla energiakulutus laskee."
Arto Pesola

Olemme viimeiset kolme päivää harjoitelleet Tiikeri-qigongia. Liikesarja ei ole vaikea, mutta kuitenkin sitten on. Aivan samoin kuin Kilpikonna. Itse sarja ja sen liikkeet ovat yksinkertaisia, sulava ja katkeamaton toteuttaminen sen sijaan ei ole.

Tänään meditoimme taas kerran akatemian San-feng-temppelin edustalla. Asentomme oli meille uusi versio seisomismeditaatiosta: pidimme kädet edessä kyynärpäistä taivutettuina ympyrän muodossa. Kämmenet osoittivat sisäänpäin, sormet olivat kohti toisiaan mutta eivät koskettaneet. Jalkojen asento oli sama kuin aina, noin hartianlevyinen haara-asento, polvet hiukan taivutettuina, selkä siinä asennossa, jossa se on istuessamme (ei notkolla, hartiaseutu hiukan kumarassa). Seisoimme tässä puunhalausasennossa noin 40 minuuttia. Mitään ajastimia ei meditoinneissa käytetä, koutsimme sisäinen kello ilmoittaa, milloin lopetamme.

Hyvin pian tunsin käsieni muodostaman ympyrän eräänlaisena sähköisenä virtapiirinä. Energia oli todella voimakas. Hengitin rauhallisesti ja toistin äänettömästi mieleeni juolahtanutta mantraa: "Olen onnellinen ja tyytyväinen." Sitten aloin nähdä värejä. Ensin tunsin kuin hengittäisin sinistä, olin hyvin rauhallinen. Pikkuhiljaa väritys muuttui ja hengitykseni mukana kehoni täyttyi punaisilla ja oransseilla kuvioilla. Tunsin lämmön leviävän koko ruumiiseen. Tietoi-

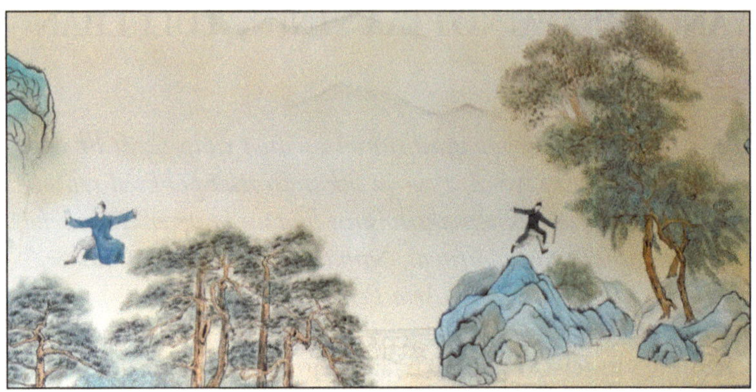

sesti ikään kuin painoin lämpöä alaspäin, aivan jalkateriin asti. Mielessäni vilahti ajatus: "Minä täytyn nyt yangilla". Lämmön mukana tulivat vahvuuden ja ilon tunteet. Olin hyvin rauhallinen, vahva, iloinen ja lämpöä täysi.

Illalla huoneessani huomasin, ettei tänä iltana tarvitse laittaa ilmastointilaitteen lämmitystä edes hetkeksi päälle. Tavallisesti olen varttitunnin pitänyt lämmitystä yllä ja sitten sulkenut laitteen, koska aistiyliherkkänä en siedä sen ääntä (huolimatta siitä, että laite on todella hiljainen verrattuna esimerkiksi hotellien tavanomaisiin lehtipuhaltimien veroisiin melulaitteisiin). Käteni ja jalkateräni olivat koko yön lämpimät, ja nyt aamuvarhaisella tätä kirjoittaessani ne ovat sitä yhä. Lämmitys ei edelleenkään ole päällä, sen sijaan avaan ikkunan, koska päivä alkaa valjeta ja linnut laulavat.

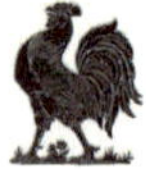

Liikuin lapsena paljon. Se oli enimmäkseen hyötyliikuntaa, kulkemista jalan tai pyörällä paikasta toiseen. Pikkutyttönä kävin jumpassa, ja olin kirjaimellisesti liian paksu perhoseksi, esiintymisvaate ei mahtunut päälleni, joten piti improvisoida. Kolmetoista- ja neljätoistavuotiaana inhosin koulun voimistelutunteja. Kamalimpia olivat telinevoimistelutunnit. Niitä suorastaan pelkäsin. Laahustin Cooperin testin vastahakoisesti löntystellen ja itsekäärittyä sätkää poltellen. Jumppaopettaja, erittäin epäsympaattinen ihminen muuten, uhkasi keväällä, että liikunnastakin voi saada ehdot, jos en ryhdistäydy. En muista ryhdistäytyneeni, mutta ehtoja en kuitenkaan saanut. Jostakin kumman syystä voimistelunopettajat enimmäkseen onnistuivat vain tappamaan kaiken liikkumisen innon minusta. Muistan heidän joukostaan vain yhden poikkeuksen, mutta vaikka olikin kovin sympaattinen hänkään ei onnistunut motivoimaan minua.

Taisin olla viiden-kuudentoista, kun aloin harrastaa koti- ja ulkomaisia kansantansseja. Jazzbaletissakin kävin, mutta siihen olin liian kankea. Kävelin koulumatkat ja matkat harrastuksiin, joten reilut kymmenen kilometriä kertyi lähes päivittäin. Seitsemäntoistavuotiaana lukiolaisena liikuin paljon, koska elätin itseäni ja juoksin illat mainoksia jakamassa tai siivoamassa.

Ylioppilaaksi tulemisen jälkeen kului vuosia niin, etten liikkunut kuin sen verran kuin oli pakko kävellessäni paikasta toiseen. Olen aina ollut kova kävelemään, en helposti hyppää liikennevälineeseen, kun jalatkin ovat olemassa. Olin liki 30-vuotias, kun aloin huomata vuosikausien liikkumattomuuden jälkeen selvää kaipuuta monipuolisempaan liikkumiseen. Kiinnostuin itämaisesta vatsatanssista ja menin vatsatanssitunneille. Olin huono lajissa, mutta pidin siitä kovasti.

Hirmuisen kynnyksen ylitin parin vuoden vatsatanssiharrastuksen jälkeen, kun menin elämäni ensimmäistä kertaa kuntosalille. Ikuisena kirjatoukkana olin aina ajatellut, että punteilla treenaamiseen menevä energia on pois aivoenergiasta. Kuinka väärässä olinkaan! Siitä alkoi vuosia kestänyt säännöllinen salielämä, istumista ja nytkyttämistä laitteissa (naistenlehtiä en lukenut!), spinning- ja aerobic-tunteja, sitä tyypillistä ... Pidin liikkumisesta, mutta mitään erityistä fyysistä kehitystä en itsessäni havainnut. Muutettuani Saksaan salielämä unohtui, ja pari vuotta kului ilman mitään erityistä liikuntaa. Se alkoi jo tuntua epämukavalta. Niinpä aloitin taas vatsatanssitunnit, ja opettaja oli niin hyvä, että jopa opinkin sitä. Mieheni kanssa aloimme tehdä patikointiretkiä, joihin Saksassa on loistavat mahdollisuudet.

Sen jälkeen elämäni oli luonnollisen liikunnallista. Kävelin yhä paljon. Teimme miehen kanssa yhdessä patikointi- ja pyöräretkiä ympäri Saksaa, ja maailmaakin. Pyörinä meillä on taittopyörät, joita on helppo kuljettaa mukana autossa ja junassa. Retkeilimme normaalivauhtia ajaen, luonnosta ja maisemista nauttien.

Kahvakuulista innostuin loppuvuodesta 2005 nähtyäni Pavel Tsatsoulinen haastattelun. Tilasin heti Pavelin kirjan ja DVD:n From Russia With Tough Love sekä kaksi 8-kiloista kahvakuulaa. Opettelin liikkeet itsekseni, moneen kertaan videon ja kirjan pariin palaten. Treenasin kahvakuulilla säännöllisen epäsäännöllisesti. En ole koskaan ollut harjoittelussani kunnianhimoinen tai kiinnostunut kilpailemisesta, ja matkalla on ollut monta takapakkia. Milloin treenitauko on johtunut liiallisesta stressistä, milloin tulehtuneista käsivarsista tai muista terveydellisistä syistä.

Tällä hetkellä, vuonna 2024, "treenitauko" on kestänyt herra ties miten monta vuotta. Aina välillä otan kahdeksankiloisen kuulan ja heiluttelen jonkun minuutin. Kerran jopa katsoin Pavelin dvd:nkin ja harjoittelin mukana. Mutta siihen se taas jäi. Huomaan, että lihakseni ovat kadonneet, varsinkin portaissa kaatumisen ja lantiomurtuman jäljiltä. Luuntiheyteni kuitenkin tutkittiin, ja minulla ei ole merkkejä osteoporoosista. Mieltymys kahvakuulatreeneihin ei ole kadonnut. Aloittaminen on vain siirtynyt ja siirtynyt, milloin minkäkin tekosyyn varjolla.

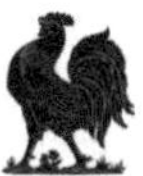

Tätä nykyä liikkumiseni on arkista luomuliikuntaa. Kävelyä ja pyöräilyä, puutarhanhoitoa sekä marjojen ja sienten keruuta. En ole vielä täysin toipunut viimetalvisesta onnettomuudesta. Vaikka aikaa on kulunut kymmenen kuukautta, jalkoja vaivaavat yhä oudot kiertävät hermosäryt. Mutta periksi ei anneta! Tarvitsen tietoista voimaharjoittelua niin kahvakuulilla kuin kehonpainollakin. Olen joutunut aloittamaan pienistä liikkeistä, lantiomurtuman jälkeen esimerkiksi vasemman pakarani lihasvoima on kadonnut ja treenaan pakaroita aivan pienin takaheiluriliikkein. Jospa lähiviikkoina saan irvistämättä saappaat jalasta. Yangia elimistööni.

ELÄMÄNTAPAINFLAMMAATION RUTTO LEVIÄÄ

"Juodaan viinaa, tullaan viisaammiksi näin."
Hector

On iltapimeä ja täysikuu mollottaa taivaalla. Istun akatemian kattotasanteella harjoittelumatolla yhdessä kungfuopiskelijoiden kanssa. Norjalaismiehet ovat päättäneet, että tänään juodaan viinaa. Kuulemma minä suomalaisena osaisin sen taidon. Kiinalainen viina on niin hirveän makuista tärpättiä, että tunnustan auliisti olleeni häpeäksi suomalaiselle ryyppymaineelle. Sain pikkutilkan alas runsaan veden kanssa. Norjalaisten lisäksi paikalla on neljä ranskalaista, yksi englantilainen, yksi kananadankiinalainen ja yksi kiinalainen. Miehiä ja naisia.

Olen hiljaa ja katselen, kuinka norjalaiset kehottavat ryyppäämään. Vasemmalla puolellani istuva nuori ja äärimmäisen ujo ranskalaismies juo suoraan pullon suusta viinaa kuin vettä. Typerimmät miehistä kirittävät häntä nauraa hohottaen. Oikealla puolellani istuva kiinatar juo kilpaa yhden norjalaisen kanssa. Kaikki eivät osallistu juomiseen, osa on mehulinjalla. Katselen taivaalle ja näen tähdenlennon. En ehdi toivoa. Tunnen oloni absurdiksi, istun katolla keskellä Kiinaa, ja katselen kuinka nuoret norjalaismiehet ryyppäävät. Vieressäni istuva ujo mies alkaa voida pahoin. Pakotan hänet juomaan appelsiinimehua, ja kiellän muita kirittämästä ja kannustamasta enää. Olen nähnyt alkoholimyrkytyksiä, suomalainen ja entinen Alkon myyjä kun olen. Kumma kyllä minua uskottiin yhdellä sanomisella. Ilmeisesti riittää, kun en itse kyseenalaista auktoriteettiani.

Kun toisella puolellani istuva kiinatar alkaa itkeä, tuumin, että nyt on aika poistua. Tyttö on rakastunut yhteen norjalaismiehistä, joka siitä huolimatta, että hänellä on norjalainen tyttöystävä, on ihastunut tämän kiinalaistytön pikkusiskoon ja flirttailee tämän kanssa vastakaikua saamatta. Pikkusisko on suloinen mutta aika tavalla isoa sisartaan yksinkertaisempi. Miehet tietenkin näkevät vain pikkusisaren.

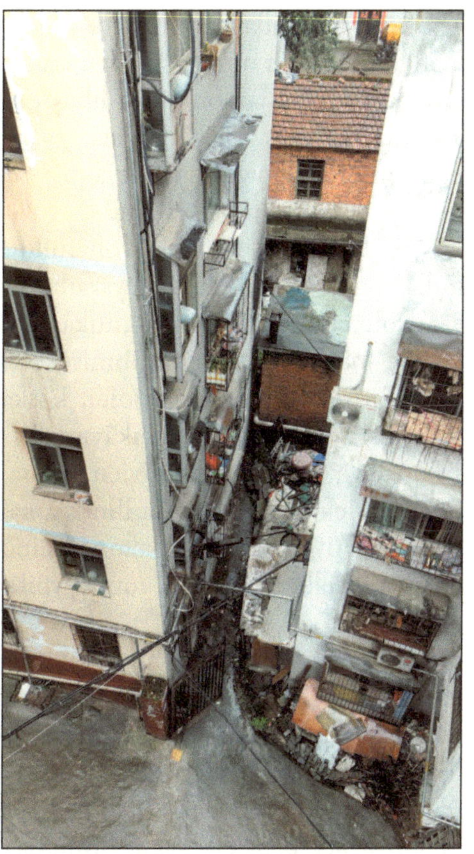

En tiedä, miten yö eteni. Aamulla kaikki paikat oli kuitenkin siivottu ja ujo ranskalainen elävien kirjoissa. Hän ei tapansa mukaan uskaltanut tervehtiä minua, mutta melkein hymyili. Tulkitsin sen kiitokseksi. Itkuun pillahtanut kiinalaistyttö tuli portaikossa vastaan kuin mitään ei olisi tapahtunut. Minua huvitti, kun mietin, miten itse olisin reagoinut vastaavassa tilanteessa. Luultavasti olisin säkki päässä hiipinyt pitkin seinänvierustoja. Kiinalaiseen kulttuurin ei ilmeisesti kuulu kasvojen menetys humalan vuoksi?

Ujon ranskalaisen tapaus vahvisti käsitykseni siitä, että me herkät ihmiset paikkaamme ahdistustamme, ihmispelkoamme, masennustamme jne. alkoholilla, sokerilla ja muilla aivoja turruttavilla ja tyynnyttävillä, mielihyvää tuottavilla aineilla. Ei mikään omaperäinen ajatus, vaan päivänselvä, mutta jotenkin se aina alkoholi- ja lihavuuskeskustelussa unohtuu. Ylipainoiset ovat usein ihmisiä, jotka ovat rakentaneet läskipanssarin herkkyytensä suojaksi. Selviytymisreaktio sekin, vaikkei mitenkään palkitseva.

Uudempi tutkimus on tullut siihen tulokseen, ettei millään alkoholilla ole terveysvaikutuksia. Flavonoidit ja resveratroli eivät tutkijoiden mukaan kompensoi haittavaikutuksia. Jokainen annos on ihmiselle myrkkyä, kuuluu dogmi nykyisin. En täysin allekirjoita, koska siinä unohdetaan esimerkiksi sosiaalinen kanssakäyminen. Mitä terveysvaikutuksia on sillä, että hyvien ystävien kanssa nauttii ruoasta, viinistä ja keskusteluista? Tai tapaa ihmisiä kantakapakassa parin kaljan ajan? Aivan varmasti pakonomainen yksinäinen juominen on terveydelle haitallista, mutta voiko ketään sellaisestakaan syyllistää?

Minua on aina huvittanut länsimainen käsitys hyveellisistä guruista, joiden elämäntavat ovat moitteettomat. Muistan kuinka ollessani 12-vuotias meillä asui pari viikkoa intialainen joogaguru Dhiren Datta. Hän poltti paksuja haisevia sikareja, ja hänellä oli silmää naiskauneudelle – ja sekös sai joogaväen paheksumaan. Minua se nauratti jo silloin. Isäni kertoman mukaan intialaisgurujen ykköstuliaistoive oli viina. Sitä hänen piti aina mennessään viedä. Samaa olen kuullut kiinalaisista shifuista.

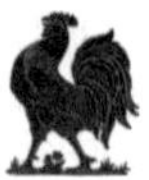

Matala-asteinen tulehdus on elimistön pitkäaikainen ja hiljainen tulehdustila, joka on yhteydessä sairastumisriskiin. Meidän elimistömme on nykyisin altistettu keräämään, suorastaan kauhomaan, hiljaista tulehdusta.

Roskaruoka on suunniteltu viettelemään makuhermot riippuvaisiksi yhä useammin toistuvista ja yhä suuremmista annoksista rasvan ja sokerin kyllästämiä etäisesti ruokaa muistuttavia tuotteita, ruoakkeita. Pikaruoka suunnitellaan sellaiseksi, että aivot alkavat haluta lisää ja tarvitsevat koko ajan suurempia annoksia. Chicken wingsit sisältävät vain murusen alkuperäistä proteiinia, huonolaatuista teollista lihaa, sen sijaan kerroksittain rasvaa ja glukoosi-fruktoosi-siirappia. Yhä useammat perusruoka-aineet ovat muuttuneet käytännössä jälkiruuiksi tai makeisiksi. Rahka ei enää ole vain rahkaa, eikä jogurtti jogurttia. Kauraleipä ei kauraa eikä ruisleipä ruista, koska kaikkiin leivonnaisiin sekoitetaan vehnää, joka ilmeisesti tuottaa suurempaa syömismielihyvää. Niin kutsutut funktionaaliset terveysvälipaloina markkinoidut ruuat ovat vain astetta parempia karkkeja. Ei ole lainkaan ihme, että nykyisin niin moni kärsii ylipainosta, masennuksesta ja väsymyksestä. Meille kaikkialla tarjottava mukavuusruoka sisältää kyllä paljon energiaa, mutta se ei energisoi elimistöämme, vaan turruttaa sen pysyvään sokerihumalaan.

Kaikkialla kuuluva niin kutsuttu taustamusiikki turruttaa kuuloaistin, koska se oikeasti ei soi taustalla, vaan useimmiten peittää kaiken muun alleen. Oletettavasti kaupoissa soivan musiikin tarkoituksena on turruttaa ihmisaivot ostohumalaan. Ravintoloissa se kai soi, koska ihmisillä ei enää kuitenkaan olisi mitään sanottavaa toisilleen, kun kaikki vain räpeltävät älyttömien puhelimiensa kanssa. Iso osa ihmisistä ahdistuu hiljaisuudesta. Pelkäävätkö omia ajatuksiaan vai ajatuksettomuutta, en tiedä.

Televisio turruttaa ihmiset sohvalle kanavapujottelemaan, puhelimen tuijottamisen lomassa. Sosiaalinen media vaatii herkeämätöntä huomiotamme, koska markkinoijat haluavat vastinetta rahoilleen. Meitä ympäröivät mukavuusruokamainokset, kaikkialta tulvivat houkutukset. Tarkoitus on saada mainontaa tulvimaan aivoihimme ja vaikuttaa kulutuskäyttäytymiseemme – ja meitä viedään kuin pässiä narussa. Kuten Juha T. Hakala kirjoittaa, tajuntamme ääret ovat tulleet vastaan. Emme enää pitkiin aikoihin ole kyenneet hallitsemaan aistiemme piiriin tulevia informaatiohyökyjä.

Ongelma henkisen ja fyysisen terveytemme kannalta on kaikkialta tulvivien hermoärsykkeiden vaatima suuri huomio, niiden tapa hallita ajankäyttöämme ja manipuloida ajatusmaailmaamme. Tällaisessa maailmassa kasvavat munakellomeditoijat. Ihmiset, jotka säätävät munakellon soimaan kahden minuutin kuluttua, ja pitävät saavutuksena pariminuuttista "meditointia" tai "mindfulnessia" – ja "pikavalaistuvat" siinä sivussa.

Muistikirjastani 19.3.2017:
"Xi'an, Grand Noble Hotel
CCTV4 lähettää ohjelmaa 'Tiibetin vapauttamisesta'. Siinä
sotilasasiantuntijat kertovat, kuinka Tiibetin 'kapina-armeija'
oli hyvin julma 'vapautusarmeijaa' kohtaan. Eli tervetuloa
kommunistiseen vapauteen..."

Olen viime aikoina miettinyt, että myös meidän aivoissamme ja mielissämme lymyää hiljainen tulehdus. Meitä pommitetaan joka puolelta informaatiolla, misinformaatiolla ja disinformaatiolla. Uutiset ovat yleensä huonoja uutisia, niinpä kuvamme maailmasta synkistyy koko ajan. Misinformaatio voi olla hyvää tarkoittavien ihmisten harhaluulojen levitystä, väärinymmärrettyä tutkimustietoa tai osatotuuksien esittämistä, kuten politiikassa on tapana. Psykologinen sodankäynti tapahtuu nykyään netissä. Venäjä käy hybridisotaa länsimaita vastaan levittämällä tahallisia valeuutisia. Kiinan pyrkimys on heikentää länsimaiden yhtenäisyyttä ja syöttää mieliroskaa eri kanavien kautta (Kiinan sisällä on omat sosiaaliset mediat, jotka ovat tarkoin kommunistisen johdon palkkaamien ajatuspoliisien valvonnassa). Kuten Matti Nojonen kirjoittaa: *"Ei ole mitenkään sattumaa, että perinteisessä Kiinassa sotilaskoulukunnan edustamia strategiaoppeja kutsuttiin jymäyttämisen taidoksi (guidao)."*

Ihmisten aivotoiminnan ja hermoston terveys nousee vielä vakavaksi globaaliksi ongelmaksi. Mikäli ei yhteiskuntien romahdus ratkaise asiaa luonnollista reittiä. Mitä tapahtuu, kun älypuhelinnarkomaanit vanhenevat? Muovautuvatko heidän aivonsa pysyvästi johonkin älypuhelimen sovelluksen laatimaan ja vaatimaan asentoon? Sen huomaan jo nyt, että iso osa ihmisistä on ylirasittanut hermostonsa niin äärimmilleen, että se tarvitsee koko ajan vahvempia impulsseja. Amerikkalainen psykologi Jonathan Haidt puhuu ihmisten tietoisuuden perustavanlaatuisesta muutoksesta. Ensin jo televisio teki meistä passiivisia viihteen vastaanottajia. Nyt älypuhelimet sovelluksineen ovat muuttaneet tapamme kommunikoida ja olla yhteydessä muihin ihmisiin. Se muokkaa myös tajuntaamme, vaikkemme sitä huomaisikaan.

Television suhteen teimme mieheni kanssa tietoisen ratkaisun jo yli kaksikymmentä vuotta sitten. Lahjoitimme sen pois, emmekä ole sen koommin sitä pölhöpurkkia kaivanneet. Väitin *Viisaus on vanhoissa naisissa* -kirjassani, etten koskaan ole katsonut tosi-tv-ohjelmaa, mutta jälkikäteen muistin, ettei se pidä paikkaansa. Katsoin aikoinaan The Osbournes -sarjan ensimmäistä kautta täysin koukuttuneena. Ozzy, Sharon ja häiriintyneet lapset olivat kiinnostavampia kuin mikään fiktio. Se kuitenkin pitää paikkansa, etten ole koskaan katsonut näitä formaatteja, joissa on milloin mikäkin täysin päätön perusidea – ja samat formaatit televisioissa ympäri maailmaa. Olen niistä kuvioista pihalla kuin lumiukko, ja aion pysyäkin.

Sosiaalinen media on introvertille ihanteellinen tapa olla yhteydessä muihin ihmisiin, sen kun voi sulkea. Sen koukuttavuuden olen tiedostanut, vaikken riippuvainen olekaan. Minä todellakin pystyn sulkemaan somen pariksi viikoksi ilman vieroitusoireita. Siitä huolimatta eläkeläissome Facebook ja keski-ikäisten Instagram ovat liian helppoa sijaistoimintaa, jolla katkaista työnteko. Twitteristä poistuin jo vuosia ennen X:ää, inhosin sitä alusta alkaen. Tekonokkelaa viisastelua ja mieluiten ilkeitä pikakommentteja milloin mistäkin maailmaa kaatavasta kohusta. TikTokiin tai Threadsiin en ole eksynyt kertaakaan, joskus muualla nähnyt postauksia niistä. Nuo ovat liiallista säksätystä ja hermotykitystä minulle, saan henkisen epilepsiakohtauksen pelkästä ajatuksesta. Pikaviestintä ja nopeutetut ärsykkeet eivät sovi hermostolleni.

Totta kai niin televisiolla kuin sosiaalisella medialla tai älypuhelimillakin on lukuisia hyödyllisiä ja elämää rikastavia ominaisuuksia. Silloin kuin ne eivät hallitse meitä, vaan me käytämme niitä oman tahtomme mukaan. Parhaimmillaan sosiaalisella medialla olisi mahdollisuus toimia parviälyn eli monien yhteisen viisauden kokoajana sekä lisätä yllättäviä linkityksiä aivoissa. Olen usein löytänyt satunnaisesta Facebook-kaverin linkistä uuden ajatuksen parhaillaan tekeillään olevaan työhöni. Olen somen kautta löytänyt myös uusia ystäviä. Joskus someystävä voi muuttua hyvinkin tärkeäksi, sen olen huomannut, kun ajan kuluessa näitä ystäviä on kuollut. Suruni on ollut aito.

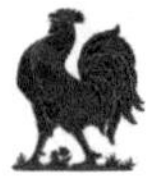

Hiljainen tulehdus kehossa on mahdollisesti se tärkein tekijä myös kehon vanhenemisprosessissa. Sille on oma englanninkielinen termikin, inflammaging eli tulevanhuus[20]. Kronologinen eli "numeroikämme" tietysti on mikä on, mutta biologiseen ikään voimme vaikuttaa. Henkisellä ja fyysisellä aktiivisuudella, kasvispainotteisella ruokavaliolla, joka sisältää runsaasti antioksidantteja, hyvillä rasvoilla ja riittävällä proteiinin saannilla. Keinot ovat samat kaikessa terveydessä. Tietenkin terveysgurut markkinoivat erilaisia vahvoja antioksidantteja, sieniekstrakteja jne. Osasta näitä tuotteita on myös olemassa tutkimusnäyttöä. Olen vuosien varrella kokeillut erilaisia ravintolisiä, muutaman olen hyväksi havainnut ja käytän säännöllisesti, mutta harkiten ja omiin laboratoriotuloksiini perustuen (minulla esimerkiksi on ilmeisesti perinnöllinen D-vitamiinin imeytymishäiriö).

Terve järkeni sanoo, että parasta pitkäikäisyydelle on käydä luonnossa keräämässä marjoja, villiyrttejä ja sieniä. Siinä lyö kolme kärpästä yhdellä iskulla, saa liikuntaa, henkistä metsäterapiaa ja terveellistä ravintoa.

---

20. *Tulehdus + vanhuus/vanheneminen = tulevanhuus. Keksimäni uudissana.*

KIRKASTAAKO ÄLYSI KAIKKI NELJÄ SUUNTAA ILMAN TOIMINTAA?

"Denken ist schwer, darum urteilen die meisten." [21]
Carl Jung

Taolainen harjoitus on luonnon toimintamallien tarkastelua, sen seuraamista miten luonnon ilmiöt vetäytyvät ja virtaavat. Qigong-harjoitusten kautta "tien" kulkija havaitsee näiden luonnon mallien toimivan myös omassa kehossaan samalla tavoin kuin ympäröivässä luonnossa. Harjoittelija sulautuu osaksi luonnon energeettistä kokonaisuutta. Sitä mukaa kuin harjoittelu edistyy, harjoittelijan ajatukset ja toiminta lisäävät terveyttä ja onnellisuutta, paitsi ihmisessä itsessään myös hänen läheisissään, yhteiskunnassa, maailmassa ja sitäkin laajemmalle. Tällä tiellä ensimmäinen havainto on, etteivät meidän aivomme ole vain järjen ja elimistön toimintojen tyyssija. Meillä on fyysiset, kemialliset, tunteelliset ja nykytiedon mukaan myös suolistoaivot. Näistä ajattelen, että fyysisiä aivoja voimme parhaimmin lähestyä liikkeen kautta, kemiallisia aivoja ruokavalion ja ravintolisien, mutta tunneaivoja lähestytään parhaimmin kehon kosketuksen kautta. Hierontaterapeutit tuntevat ilmiön, jossa esimerkiksi vatsahieronta on saanut raavaankin miehen itkemään.

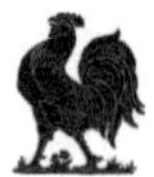

Olen nyt parina kolmena yönä nähnyt unia, että aivoni ovat jonkun toisen aivot, minä en ole enää minä. Kerroin miehel-

---

21. *Ajatteleminen on rasittavaa, siksi ihmiset enimmäkseen tuomitsevat. (Vap. suom. Varpu Tavi)*

leni ja hän kysyi, mitä ihmeen scifi-unia oikein näet. Kun vastasin, etten ole koskaan ollut kiinnostunut scifistä, hän tuumi, että ehkä sinun pitäisi kirjoittaa seuraavaksi scifikirja. Koska en genrestä mitään tiedä, en ajattele niin tehdä, mutta mieleeni muistui Miriam Meckelin kirja[22] brainhackingista ja neurokapitalismista. Meckel kävi Silicon Valleyssa tutustumassa yrityksiin, joissa kehitetään teknologiaa aivotoimintojen mittaamiseen ja optimointiin. Toki olin aiemminkin lukenut Quantified Self -ryhmästä, jossa keskitytään menetelmiin ihmiskehon ja sen aivojen toiminnan virittämiseen huippuunsa, ja aiemmin jo kirjoitinkin transhumanisteista. Silicon Valleyssa tutkitaan teknologiaa, ja lääketeollisuus kehittää koko ajan kemikaaleja, joilla aivojen vireyttä voidaan säädellä ja aivo"-tuotantoa" lisätä. Ihmettelen, että ihmiset haluavat siis vapaaehtoisesti uhrata aivonsa ja ruumiinsa ja ryhtyä neurokapitalismin ahkeriksi muurahaisiksi?

Aivoihin kohdistetulla teknologialla on monia hyödyllisiä sovelluksia, esimerkiksi neliraajahalvaantuneille ja locked-in oireyhtymässä, jossa ihmisen koko muu keho on halvaantunut ja hän pystyy kommunikoimaan vain silmillään. Teknologiaa kehitetään kuitenkin paljon muuhunkin, aivotoiminnan mahdollisimman monipuoliseen mittaamiseen. Sillä pyritään saamaan tietoa keskivertoaivoista ja ali- tai ylivertaisista aivoista. Uudella teknologialla pyritään tehostamaan ajattelua ja vähentämään levon tarvetta. Neurohakkerit tutkivat mahdollisuuksia lyhentää ja "tehostaa" nukkumisaikaa. Se tulkitaan transhumanismin näkökulmasta hyödyttömäksi ajaksi. Kyynisesti voisi ajatella, että tavoitteena on aivokone, joka hurisee 24/7. Ideana on jopa säädellä tunteita niin, ettei

---

ihminen olisi tunteittensa vietävänä vaan säilyttäisi kaikissa tilanteissa viileän tyyneyden. Minä tulkitsen tuon ulkopuoliseksi ja tunteettomaksi, empatian puutteeksi. Visionäärien haaveissa ovat myös aivopoolit, usean ylisuorittajan yhteisaivot, jotka kommunikoivat keskenään jonkinlaisten aivosirujen internetin kautta, eli toimivat yhteen superaivona.

Kauhein esimerkki Meckelin kirjassa oli tavoite lyhentää läheisen kuolemasta aiheutuneen surun aikaa kahdesta kuukaudesta kahteen viikkoon. Jos ihminen suree pitempään, hän saa masennusdiagnoosin ja aivokemikaaleja palatakseen taas tuottavaksi jäseneksi työelämään. Useita läheisiäni on kuollut, rakas mummoni, ensimmäinen aviomieheni, pitkäaikainen rakastajani, kaksi läheisintä sielunsisartani, vanhempani ja appivanhempani, joten tiedän oikein hyvin, että suru pitää surra. Hitaasti ja vähän kerrallaan. Eikä se kokonaan katoa koskaan.

Transhumanistit lähtevät varmastikin omasta mielestään täysin itsenäisestä ja itseä hyödyttävästä tavoitteellisuudesta. Sitäkin se toki on, ainakin ravintolisä- ja lääkebisnes kukoistavat ja pitkäikäisyysgurut vaurastuvat. Olen Meckelin kanssa kuitenkin samaa mieltä, että tässä ylitetään vaarallisia rajoja: ajatteleminen muuttuu ennakoitavaksi, laskettavaksi, mitattavaksi ja optimoitavaksi. Syntyy standardeja, joiden mukaan ihmiset luokitellaan yli-, keskiverto- ja alisuorittajiin. Ylisuorittajat ovat eliittiä, alisuorittajat yhteiskunnan ulkopuolisia. Tämän päivän yli-ihmisajattelua, ja kuten jo aiemmin kirjoitin, eugeniikkaa eli rodunjalostusoppia. Käytännössä tavoitteena on ihminen, joka on ratas jättimäisessä supertietokoneessa. Keinoäly tuo kuvioon uuden elementin, kun ihmisaivoja ja keinoälyä aletaan teknologialla yhdistää. Elon Muskin Neuralink-yhtiön pitkän tähtäimen tavoitteena on luoda symbioosi ihmisten ja tekoälyn välille aivoimplanttien avulla. Aikamoinen kauhuskenaario.

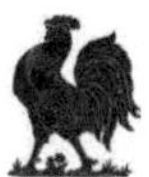

Zoë Schlanger kirjoittaa kirjassaan Light Eaters tutkimuksista, joilla halutaan selvittää kasvien "älykkyys". Kasvit kommunikoivat keskenään, ja vaikka kasveilla ei ole hermosoluja, niiden toiminnassa on havaittavissa hermoston kaltainen rakenne. Kasveillakin glutamaatti toimii neurovälittäjänä, ei pelkästään eläimillä. Alkuperäiskansat ovat aina tienneet kasvikunnan viisauden ja kohdelleet kasveja yhtä kunnioittavasti kuin eläimiäkin. Taolaisessa filosofiassa keskeistä on ihmisen energeettinen yhteys ympäröivään luontoon. Ajattelen, että meidän aivomme (sielumme, tietoisuutemme) ovat koko ajan valmiita yhteistyöhön koko luomakunnan kanssa.

Kirjassaan Out-of-body-awareness Kay L. Thomas kirjoittaa, että aikamme suurin tabu on yliluonnollisen ja sielun maailma. Maailma, jonka varhaisemmat sukupolvet hyväksyivät elämän ytimenä. Tässä maailmassa sanaton viestintä, sokeanäkö, selvänäkö, kaukoparannus ja muut vastaavat ovat tosiasiassa luonnollinen ilmiö, mikäli hyväksymme kehon ulkopuolisen tietoisuuden. Kehon ulkopuolinen tietoisuus virtaa limbisten aivojen eli tunneaivojemme kautta. Se mahdollistaa itsemme näkemisen kehon ulkopuolelta, mikä on sisäisen havaitsemisen ja selviytymisen perusta.

Olen kokenut kehosta irtautumisia pari kertaa nuorena. Leijailin katon rajassa ja katselin sängyssä lepäävää itseäni. Tunne ei ollut millään tavoin ahdistava, mutta ei niin riemukas kuin unissa, joissa lennän. Lentounia näen aina silloin tällöin, niissä se ruumiista irtautumisen tunne on sama kuin kehosta irtautumisessa unen ja valveen rajamailla.

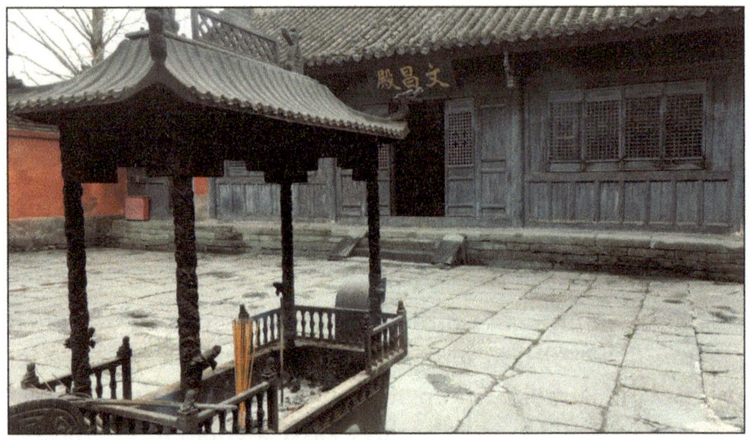

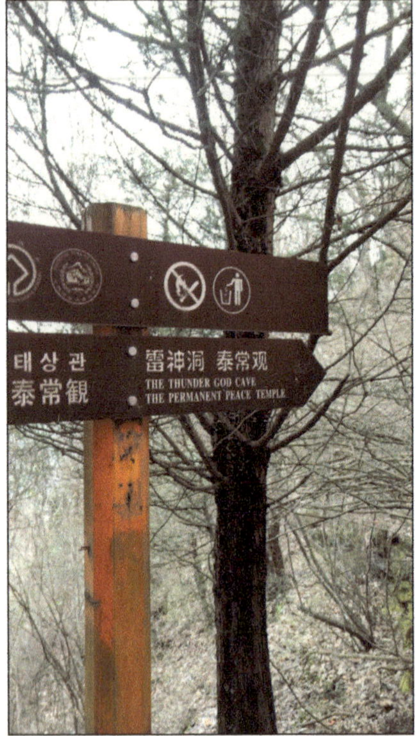

Sokeanäkö on harvinainen aivokuoren vaurion takia sokeutuneilla tavattu ilmiö, jossa henkilö pystyy sokeudestaan huolimatta arvioimaan erinomaisella tarkkuudella esineiden ominaisuuksia ja sijainnin. Thomasin mukaan alkuperäiskansoilla oli tämä kyky ilman sokeuttakin, heillä "oli silmät myös takaraivoissaan". Tällä hän tarkoittaa kykyä havaita vaarat myös selän takana.

Selvänäöstä ja telepatiasta ajattelen, että tiede joskus vielä selittää nekin. Minulla ei ole kiire hakea selityksiä, koska omat kokemukseni ovat tuntuneet täysin luonnollisilta. Minulla on herkkyys havaita ihmisistä heidän luonteenpiirteitään ja tunteita, joita he haluavat piilottaa. Olen selittänyt sen tarkalla intuitiolla sekä huonolla kuulolla, joka on opettanut lukemaan huulilta ja tulkitsemaan ilmeitä pintaa syvemmin. Varsinaisia selvänäön kokemuksiakin minulla on ollut. Parikymppisenä olin jotenkin erityisen herkistynyt ja tiesin esimerkiksi etukäteen, että kun nyt lähden ulos, tapaan sen ja sen ihmisen tai löydän rahaa. Nämä aavistukset toteutuivat poikkeuksetta.

Kolmekymppisenä tapahtui kerran, että pestessäni aamulla hampaita purskahdin yhtäkkiä nauruun. Silloinen mieheni ihmetteli, mikä minulle tuli. Minulle oli tullut vahva tunne, että äitini on mennyt kihloihin. En tosin tiennyt hänen edes seurustelevan. Vaikka välimme ovat aina olleet hyvät, emme tuohon aikaan mitenkään säännöllisesti pitäneet yhteyttä. Soitin äidilleni, joka vastaheränneenä vastasi puhelimeen. Totesin, ettei minulla muuta asiaa ole muuta asiaa kuin onnea kihlauksen johdosta. Äiti tuumi: "On tämä nyt, kun ei vanha äiti saa edes salaa kihloihin mennä ilman, että noitatytär tietää." He olivat edellispäivänä menneet Tampereella kihloihin ja palanneet kotiin kertomatta kihlauksesta kenellekään.

Muutama vuosi myöhemmin tapahtui, että minulle tuli hyvin voimakas tunne, joka pakotti soittamaan ystävälle. Emme tavallisesti soitelleet ilman asiaa. Soitin hänelle ja sanoin, ettei minulla asiaa ole mutta minulle vain tuli tunne, että nyt pitää soittaa. Ystävä vastasi: "Vai sinuun äiti sitten otti yhteyttä". Hänen Raja-Karjalasta kotoisin ollut äitinsä oli kuollut jo joku vuosi aiemmin. Ystävä oli tuntenut tilanteensa niin epätoivoiseksi, että hän oli rukoillut kuollutta äitiään apuun. Hän kertoi huolensa, ja pystyin auttamaan.

Australian aboriginaalit kutsuvat tätä tietoisuuden tilaa käsitteellä Dreamtime. Dreamtime on kollektiivista kosmista tietoisuutta. Kosminen tietoisuus auttoi aboriginaaleja luomaan mielessään maantieteellisiä ja tähdistön sekä sosiaalisten suhteiden karttoja, jotka suullisena perimätietona kulkivat sukupolvelta toiselle. Nämä mentaalikartat auttoivat löytämään riistaa ja muuta ruokaa sekä ylläpitämään suhteita perheen sisällä, klaanissa ja heimojen välillä.

Toisin sanoen transhumanistien tavoittelema "ylisuorittajien superaivo" on ollut luonnollista todellisuutta alkuperäiskansoilla. Meillä ihmisillä on ollut sisään rakennettuna tämä kyky, mutta järjen aikakaudella viime vuosisatoina olemme kadottaneet sen. Kay L. Thomas painottaa, ettei rationaalista mieltä ole syytä hylätä, se on kovalla työllä saavutettu, mutta siinä samalla olemme hukanneet henkisen hyvinvointimme ja mielenrauhamme. Laajentuneen tietoisuuden ja tieteellis-rationaalisen mielen säilyttäminen yhtä aikaa on vaikeaa mutta ei mahdotonta. Siihen tarvitaan paljon rauhaa ja hiljaisuutta, luontoa, meditointia, qigongia, joogaa, mindfulnessia ja huomion keskittävää elämää. Unta ja unia.

KURKI

Kurki yhdistyy eleganssiin, puhtauteen ja erinomaisuuteen. Se kuuluu Tulen muuttuvaan vaiheeseen ja liittyy Sydämeen ihmiskehossa. Sen vuodenaika on kesä, sen vallitseva tunne on ilo, ja sen väri on punainen. Kurki-qigongin harjoittaminen on hyväksi mielialalle ja lisää energiaa.

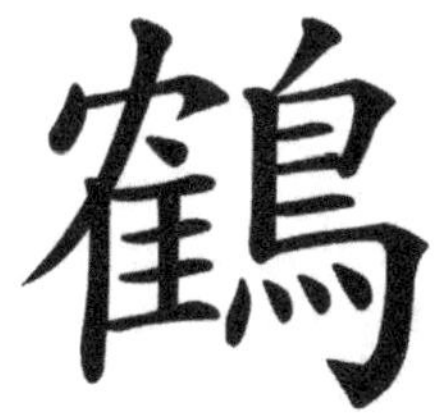

TULEN MUUTTUVA VAIHE

Tuli on yhteydessä Sydämeen ja lisämunuaisiin. Kiinalaisen perinteisen lääketieteen (TCM) mukaan Sydän on vastuussa paitsi veren pumppaamisesta myös tietoisen ajattelun ja aivovoiman keskus. Stephen Gascoignen mukaan Sydän asuttaa tietoisuuden, hengen ja mielen. Kaikki ajatteluun, muistiin ja keskittymiseen liittyvät toiminnot yhtä hyvin kuin uni ja unet riippuvat terveestä sydämestä, jotta mieli on rauhallinen ja rentoutunut. Sydämen on sanottu olevan sielun ja tietoisuuden, Shenin, tyyssija. Niinpä kiinalaisittain terve sydän tarkoittaa hyvin paljon enemmän kuin elintä, joka on yhteydessä verisuoniin.

TCM:ssä ajatellaan, että yksi Sydämen tehtävä on vähentää liikaa kuumuutta kehossa. Jos Sydämessä on liikaa kuumuutta, se muuttaa ilon tunteen maaniseksi käyttäytymiseksi, unettomuudeksi, kovaääniseksi nauramiseksi. Muita liiallisen kuumuuden merkkejä ovat sydämen rytmihäiriöt, rintakipu, sekava ajatteleminen, pelokkuus tai jopa vakava mielen sairaus. Nämä oireet saattavat olla tavallista vallitsevampia kesäkuukausien aikana.

Kuumuutta voi olla liikaa tai liian vähän, molemmat ovat kehon epätasapainon merkkejä. Liian vähäinen Tuli eli Sydämen qi saattaa ilmetä esimerkiksi verisuonien kovettumisena, angiinana, hermostuneisuutena, masennuksena ja saamattomuutena.

TCM tarjoaa useita keinoja terveen Sydämen tasapainon säilyttämiseen. Paitsi, että on tärkeää pitää valtimot ja suonet puhtaina kuonasta, myös hengen (Shen) pitäminen puhtaana on vähintään yhtä tärkeää. Sydänterveyttä edistää mielen rauhoittaminen.

Tavallisimpia oireita, jotka Kiinassa liitetään heikkoon Sydämen (ja lisämunuaisten) terveyteen: levottomuus, unettomuus, alaselän säryt, olkapään kivut, kurkkukipu, paikasta toiseen liikkuva nivelkipu, kuurous, tinnitus, väsymys, kalpeus, jalkojen kylmyys ja turvotus, kuiva suu ja mahdollinen poskien punoitus.

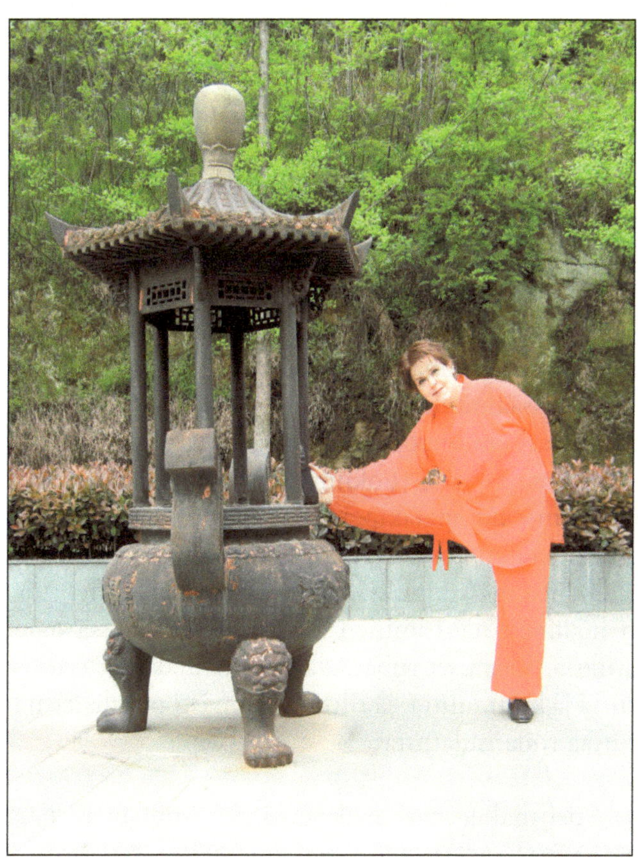

IHAN KIINALAINEN DIEETTI

*"Ystäväni isällä on Parkinsonin tauti. Eräs juuri Kiinasta
saapunut lääkäri tuli katsomaan häntä ja suositteli joitakin
hoitoja. Juuri kun lääkäri kuunteli miehen oireita, tämän
kilpikonna käveli pitkin nurmikkoa. Kiinalainen lääkäri
ehdotti, että tämä voisi keittää kipikonnan ja tehdä keittoa juo-
tavaksi. Potilas oli kauhistunut ja yllättynyt ehdotuksesta, että
hänen pitäisi keittää kotieläimensä. Kiinalainen lääkäri
oli puolestaan yllättynyt siitä, että hänen ehdotuksensa
tuottaisi ongelman."*
Stephen Gascoigne

Kiinalaisessa terveysajattelussa ruoka on vanhastaan ollut yksi
kolmesta keskeisestä kehon tasapainoon vaikuttavista tekijöis-
tä. Kiinalainen lääketiede pitää epäsäännöllisyyttä elimistön
tasapainoisen toiminnan sekoittajana: epäsäännöllisiä ruokai-
luaikoja, epäsäännöllisiä ruokailutapoja, suuria eroja ruoan
määrissä sekä suuria eroja ruoan ravintosisällössä. Myös miel-
tymys tietyntyyppisiin ruokiin saattaa johtaa epätasapainoon
tai olla jo merkki epätasapainosta. Esimerkiksi liika raakara-
vinto rasittaa Pernan yangia ja lisää sisäistä kylmää kosteutta,
mikä ilmenee mahakipuina, ripulina tai heikkoutena. Yhden
maun liiallinen nauttiminen aiheuttaa elimistössä haitallisia
vaikutuksia. Rasvaiset ruoat, alkoholi ja makeiset synnyttävät
kosteutta ja kuumuutta, ja riittämättömästi puhdistettu ruoka
vaikeuttaa ruuansulatusta.

Ruoan viisi makua ovat makea, kirpeä, suolainen, hapan ja
karvas. Denis Vinokurin mukaan terveen ihmisen ruokavalios-
sa makea maku on hallitseva, koska se on ominaisuuksiltaan
ravitseva ja harmonisoiva. Siten perusruoka ovat hiilihydraatit

kuten vilja, vihannekset, pavut, hedelmät ja marjat. Näihin sitten yhdistetään pieniä määriä suolaista, karvasta, kirpeää ja hapanta. Ruoan makuja tasapainottamalla edistetään terveyttä. Kiinalaisen elementtiteorian mukaan maut liittyvät eri sisäelimiin ja niiden keskinäiseen toimintaan sekä makujen suoraan lääkinnälliseen vaikutukseen. Maut voivat olla kosteuttavia, kuivaavia, supistavia, hajottavia tai vahvistavia.

Makea maku liittyy maaelementtiin ja vahvistaa kohtuullisesti käytettynä Pernaa ja ruoansulatusta. Liika makea kuitenkin vahingoittaa Pernaa, Munuaisia ja ruoansulatusta sekä heikentää luita ja aiheuttaa hiustenlähtöä. Makeaa saadakseen ei tarvitse turvautua sokeriin, vaan sitä saa myös miedosti makeista ruuista kuten viljoista ja kasviproteiineista, esimerkiksi pavuista, tofusta tai kvinoasta. Runsas nopeiden hiilihydraattien käyttö ylikuormittaa elimistöä ja johtaa sen epätasapainoon. Nopeat energiatason vaihtelut saattavat olla esiaste erilaisille aineenvaihdunnallisille sairauksille.

Kirpeä maku liittyy metallielementtiin. Kirpeitä ovat mausteiset ja aromaattiset maut. Kirpeä stimuloi Keuhkoja ja suolistoa, vauhdittaa verenkiertoa ja energian liikkumista kehossa. Kirpeitä makuja voidaan käyttää ruokavaliohoitona, kun ruuansulatus on laiska ja suolistoon muodostuu ilmaa. Hengitystievaivoissa kirpeä, esimerkiksi inkivääri tai piparminttu, irrottaa limaa ja helpottaa tukkoisuutta. Denis Vinokur kiteyttää: *"Kirpeä potkaisee kehon ja mielen liikkeelle, saa veren virtaamaan, selvittää tukoksia, avaa ja vapauttaa irti vanhasta kohti uutta"*. Olen huomannut, että tarvitsen pientä kirpeyttä makukirjoon jokseenkin aina, ripaus chiliä sopii melkein kaikkeen, ei ehkä kaurapuuroon, mutta siihen käy inkivääri.

Kirpeän lisäksi **karvas** maku on minulle tärkeä. Sillä on parantava vaikutus tulehdustiloissa ja nesteen kerääntymisessä. Lymfaongelmaiselle keskeisiä ongelmia. Kiinalaisen lääketieteen mukaan karvas maku ohjaa energiaa alaspäin. Sillä on kuivattava ja suoliston liikettä tehostava vaikutus. Karvas vaikuttaa erityisesti Sydämeen ja liittyy tuli-elementtiin. Karvaan sanotaan myös laskevan verenpainetta.

Näkemykseni mukaan nykyisen ruokavalion suurin vika on paitsi liika makeus myös karvaan puuttuminen. Karvas ei sovi mukavuusruokiin. Sekä suolistomme että hormonitoimintamme hyötyy karvaasta. Sillä saattaa olla myös diabetesta ehkäisevä vaikutus. Eläin- ja laboratoriokokeet osoittavat hyödyt johdonmukaisesti, ihmiskokeissa on vaihtelua. Yksilöt reagoivat karvaaseen eri tavoin. Minulle pieni määrä karvasta ruoassa tekee hyvää, tunnen sen kehossani. Paitsi sellerinvartta, retiisiä, sikuria ja kaaleja, ja käytän säännöllisesti myös villiyrttejä sekä karvaita yrttiteelaatuja. Kaapissani on teeksi kuivattua rohtomesikkää (joka erään pätevän saksalaisen luontaisterapeutin mukaan on se varsinainen lymfayrtti), karvasmelonia ja kierumataraa.

Hapan maku vaikuttaa erityisesti Maksaan ja se liittyy puuelementtiin. Happamalla on supistava vaikutus. Vinokurin mukaan liika makea ja hapan lihottavat, koska sillä tavoin sidotaan liikaa energiaa elimistöön. Pieni määrä hapanta on hyödyksi rasvan pilkkomisessa. Karvaan lisäksi hapan maku on nykyisin monille vastenmielinen. Happamella on supistava vaikutus, jonka tuntee kielen päällä.

Suolainen liittyy vesielementtiin ja on yhteydessä Munuaisiin, lisämunuaisiin ja virtsarakkoon. Suolainen kosteuttaa ja pehmentää jäykkyyttä. Se myös parantaa ruoansulatusta ja "puhdistaa" kehoa. Hyvät vaikutukset tulevat, kun suolaa käytetään kohtuullisesti. Liiallinen suolan käyttö kerryttää painoa ja nostaa verenpainetta.

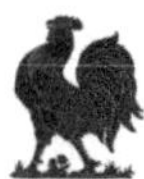

Akatemiassa tarjotaan nettisivujen mukaan kiinalaista terveysruokaa. Sitä se aiheesta lukemani perusteella olikin, ainakin osittain. Varaukseni koskee usein toistuvien pekoniläskiruokien lisäksi runsasta valkoisen vehnän käyttöä aamiaisella, mutta oletan sen olevan joko kompromissi kiinalaisten tottumusten ja terveellisyyden välillä tai sitten TCM-ruokavalio tosiaankin suosii vehnää ja pekonia. Valkoinen riisi puolustaa paikkaansa, koska kiinalaisessa ruokavalioajattelussa aterian pitää sisältää myös sellaista ruokaa, joka sulaa helposti eikä vaadi elimistöltä ahkeraa ravinteiden pilkkomista. Kasvissyöjät on otettu huomioon, joka aterialla on liharuoan lisäksi kasvisruoka. Kalaa syödään usein, sitä saadaan akatemian omasta kalalammikosta. Koska kaikki kasvikset ovat kypsennettyjä, ja pähkinöitä oli ruoassa vain harvoin ja satunnaisia, eikä hedelmiä ja marjoja ollenkaan, jouduin kuidun saamiseksi ja aineenvaihdunnan toimimiseksi täydentämään ruokavaliota merileväkekseillä – sekä antioksidanttien ja herkuttelun vuoksi hedelmillä ja gojimarjoilla. Enimmäkseen ruoka oli kohtuullisen syötävää, mutta ei se kertaakaan herkullista ollut. Suolattomuuteen tottui nopeasti.

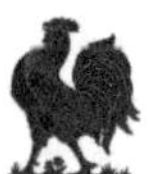

Tulielementille, joka kiinalaisen horoskoopin mukaan on minun elementtini, ovat hyväksi punaiset ruoat, joiden katsotaan ravitsevan Sydäntä. Jos podet maanisuuden puuskia, hikoilet tai podet unettomuutta, on syytä viilentää kehoa ruokavalinnoilla. Varsiselleri, kurkku ja salaatti sekä omena, sitruuna, lime ja vesimeloni viilentävät kehoa. Sienet, täysjyvävilja, täysjyväriisi ja kaura rauhoittavat mieltä. Kesäaikaan ruoka kannattaa kypsentää nopeasti. Kiinalaisruokavalion ohjeissa kehotetaan kesällä välttämään raskaita ja rasvaisia ruokia (erityisesti pitkälle jalostettuina), rajoittamaan lihan ja kananmunien syöntiä sekä syömään ylipäätään kevyesti. Tosin olen näissä kiinalaisen ruokavalion ohjeissa länsimaisten kirjoittajien varassa, ja vaikutelmani on, että he joko tietäen tai tiedostamattaan sekoittavat länsimaisia käsityksiä kiinalaiseen terveysruokavalioon.

Suositeltavia ruokavalintoja tulielementille ovat punaiset/viilentävät/mieltä rentouttavat/kehosta kuumuutta vähentävät ruoat ja mausteet: punaiset paprikat, tomaatit, mansikat, vadelmat, omenat, sitruunat, limetit, vesimelonit, selleri, kurkku, salaatti, sienet, täysjyvä, minttutee, kamomillatee, mustapippuri, cayennepippuri, tuore inkivääri, chilipippuri ja orapihlajan marjat.

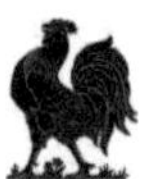

Mummoni ja äitini ruokavaliosta en tiedä, sekin on asia, johon ei tuohon aikaan 50- ja 60-luvuilla kiinnitetty sellaista huomiota kuin nykyisin. Toisaalta ohjeet tuohon maailman aikaan olivat järkeviä, esimerkiksi teinitytöille suunnatussa oppaassa varoitettiin liiallisen leivän ja sokerin syönnin lihottavasta vaikutuksesta. Vanhempani ovat aina olleet normaalipainoisia – vain yhdessä nuoruudenkuvassaan isällä oli kaljamaha. Asuessani hänen ja uuden vaimon kanssa, huomasin kerran valokuvan noilta ajoilta. Siinä isä oli Reeberbahnilla, kaljapullo kädessä ja läskimahaisena. Hän oli pistänyt kuvan saunan uuniin, ja annoin se olla siellä. Jälkikäteen hiukan kadutti hienotunteisuuteni. Olisin minä mielelläni tuommoisenkin muiston isästä säilyttänyt.

Perheessämme syötiin tuon ajan kotiruokaa.

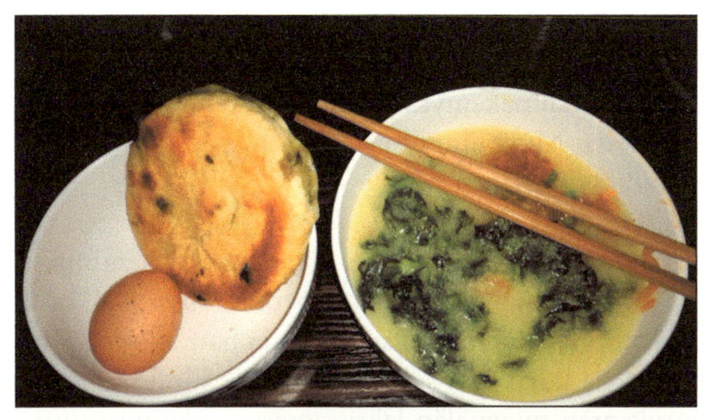

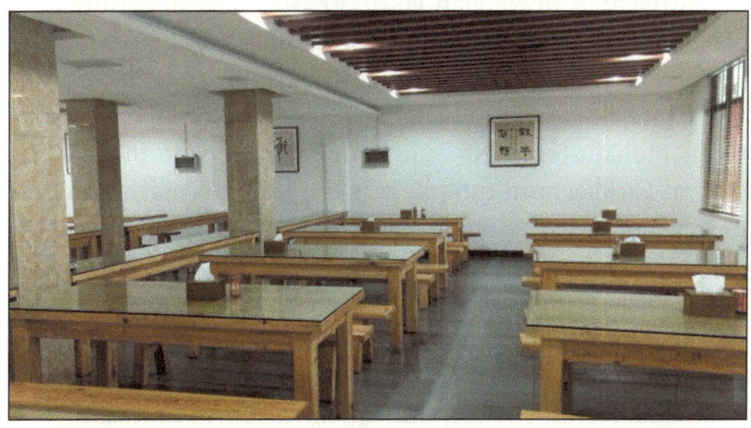

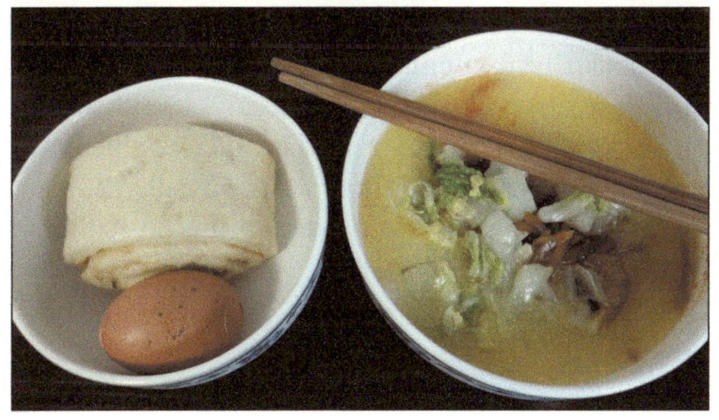

Meille tyttärille on kuitenkin geeneissä siirtynyt taipumus hyvin herkkään lihomiseen. Oman sekä intuitioon että tietoon perustuvan näkemykseni mukaan kyse on hiilihydraattiherkkyydestä. Minä lihon hyvin herkästi, jos ruokavalioni on runsashiilihydraattinen.

Viikkoa ennen kotiinpaluutani näin unta, että minua työnnettiin lentokentän terminaalissa pyörätuolissa. Oikeassa kädessäni oli pussillinen lakritsirakeita, ja hamuilin siitä vasemmalla kädellä koko ajan sokeria suuhuni. Silmissäni häämötti jo lentokentän myymälän lakritsaosasto, joka muistutti Pandan tehtaanmyymälää. Kun pyörätuolini työnnettiin lähelle lakritsakasoja, minulle tuntematon herrasmies tarjoutui tuolin työntäjäksi. Nousin seisomaan, ja aloin kävellä itse. Mies totesi rauhallisesti: "No sujuuhan se omin voiminkin". Sen jälkeen parkkeerasin tuolini, ja istuin kuuntelemassa vieressäni istuvan naisen tajunnanvirtaa nelosoluesta, ilmaisjuomingeista sekä Juha Vuorisesta[23] ja jostakusta lipevästä herrasmiehestä, joka oli unessa sekä Vuorisen että tarinan kertojan isä.

Unen ja valveen välimaastossa leijuivat mielessäni viinapullot, huumeet ja sokeri. Kaikki aivoissa riippuvuuden aiheuttajat. Heräsin ja kirjoitin uneni muistiin, ja päätin taas kerran olla tiukempi sokerin suhteen. Olin edellisenä päivänä vetänyt vapaapäivän kunniaksi seesamikeksiöverit. Kiinalaiset seesamikeksit siirtyvät jäätelön, lakritsan sekä suklaan kanssa samaan kaukaa kierrettävien ryhmään, sillä ne aiheuttavat aivoissani vakavan häiriötilan. En ole taipuvainen varsinaisiin syömishäiriöihin, mutta nuo tuotteet huutavat halunsa tulla syödyiksi niin kauan kuin niitä on.

---

23. *Juoppohullun päiväkirjan kirjoittaja.*

Sokeri ei aiheuta minulle pelkästään henkistä pahaa oloa, vaan myös fyysistä. Varsinainen sokeriallergia lienee lähes tuntematon ilmiö, mutta sokeri-intoleranssit ovat hyvinkin yleisiä, tunnetuimpia esimerkkejä laktoosi- ja fruktoosi-intoleranssit. Lääkärin diagnosoima lievä laktoosi-intoleranssi minulla on, fruktoosin vaikutuksista en ole ihan varma. Pidän hedelmistä, söisin niitä mielelläni paljonkin, mutta Kiinassa havaitsin myös sen, että jonkinasteinen hedelmärajoitus on myös suolistoterveydelleni hyväksi.

En tiedä, mistä juuri lakritsa alitajuntaani pulpahti, Kiinassahan ei ole lakritsaa, enkä sen syömistä kotonakaan harrasta kuin silloin tällöin (juuri edellä mainituista syistä). Ilmeisesti jokin sisäinen viisaus nosti esiin niin vahvan symbolin, että varmasti ymmärrän viestin, sillä lakritsa on aina ollut heikkouteni karkkimaassa. On tietysti uskomattoman vitsikästä, että minun pitää aina uudestaan ja uudestaan ymmärtää sokerin sopimattomuus itselleni. Olen rakentanut tätä ymmärrystä jo useita vuosia. Ongelmana on inhoni kaikkea ehdottomuutta kohtaan. Mutta sitten jos joskus annan sokeripirulle pikkusormen, se hyvin helposti vie koko käden. Ainoastaan tumma suklaa ja kuivatut hedelmät eivät aiheuta ongelmia, niitä pystyn syömään pienen annoksen ja lopettamaan siihen.

Tutkijoiden mukaan ikäisteni naisten ylipainoisuuteen vaikuttavat keskeisesti ehdolliset reaktiot. Aivan kuten Pavlovin koirat klassikkotutkimuksessa alamme kuolata jo etäisesti ruokaan liittyvästä ärsykkeestä. Koirien syljeneritystä tutkiessaan Pavlov huomasi koiria ruokkivien tutkimusapulaisten askelten äänen jo laukaisevan koirien syljenerityksen ennen ruoan antamista. Pavlov alkoi tutkia ilmiötä ja osoitti kokeissaan, että jokin tietty, toimintaan normaalisti kuulumatonkin ärsyke voi saada aikaan refleksinomaisen reaktion. Kun ajattelee, miten paljon ruokaärsykkeitä ympärillämme on, ei ole ihme, että niin moni katoaa karkkimaahan. Perinteisesti kaupoissa on makeiset asetettu kassojen lähelle, televisio syytää ruokaohjelmia toisensa perään, lehdet ovat täynnä reseptejä ja manipuloituja ruokakuvia, kaikkialla näkyy roskaruokamainoksia ja sosiaalinen media se vasta pursuaakin ruokakuvia. Olen jo huomannut, ettei kannata katsoa Instagramia silloin, kun pätkäpaastoaa.

Yksi tärkeä näkökulma lihavuusepidemiaan on ruokakulttuurien rapautuminen. Amerikkalainen roskaruokainvaasio, einekset ja mikroaaltouunit ovat helpottaneet kiireisten elämää, mutta vieneet ihmisten elämästä yhden tärkeimmistä tunnetekijöistä: yhteinen ruoanlaitto, yhdessä ruoasta nauttiminen, läheisten ihmisten yhdessäolo ja keskustelu ovat kadonneet. Tilalle on tullut joukko älypuhelimiaan näpelöiviä, puhumattomina tuolilleen käpertyneitä mikroaaltouunissa lämmitettyjen eineksien syöjiä. Toinen vaihtoehto on, että koko perhe syö erikseen. Kuka milloinkin, kuka mitäkin. Syöminen vapauttaa endorfiineja aivoissa. Yhdessä ja lähellä olo vapauttaa endorfiineja aivoissa. Itse tehty herkullinen ruoka ilahduttaa aisteja. Kun tätä ei elämässä ole, moni paikkaa tyhjyyttä ahmimalla mättöjä.

Tiedän, että nyt joku loukkaantuu ”syyllistämisestä, kun ei ole aikaa”. En syyllistä, vaan ehdotan ajattelun muuttamista. Löytyisikö sitä aikaa vaikkapa sunnuntaisin? Tulevan viikon ruokien suunnittelu niin, että perhe tekee yhdessä tai vuoropäivin ruoan työpäivän päätteeksi, on tietenkin haastavaa ja vaatii tiettyjä perustaitoja sekä perheen sisäistä työnjakoa. Mahdotonta se ei ole. Sen sijaan, että ottaa asiasta stressiä, voisi miettiä elämän arvojärjestyksiä ja harjoittaa jonkinlaista tottumusten ja piintyneiden (ajattelu)tapojen KonMaria.

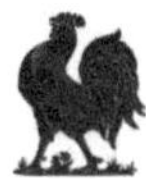

Kiinalaisessa lääketieteessä ruoan väri on yksi tapaa kohdentaa ruoka johonkin tiettyyn elimeen. Parasta on syödä sesongin ruokia mahdollisimman laajalla kirjolla värejä ja makuja.

Vihreä ruoka vaikuttaa Maksaan. Vihreät ruoat ovat yleensä viilentäviä ja sisältävät tärkeitä vitamiineja. Vihreät kasvit ja marjat sisältävät karotenoidien sukuun kuuluvaa zeaksantiinia ja luteiinia, jotka edistävät hyvää näkökykyä ja ehkäisevät vanhuusiän makuladegeneraatiota. Niissä on myös muita fytokemikaaleja, jotka edistävät verenkiertoa ja tukevat verisuonia.

Punaiset ruuat vaikuttavat erityisesti Sydämeen. Niissä on ainesosia, joiden on osoitettu ehkäisevän sydänsairauksia ja vähentävän tulehduksia ja syöpää aiheuttavien aineiden vaikutuksia. Keskeisiä fytokemikaaleja punaisissa kasveissa ovat antosyaanit, karotenoidit, ellagihappo, lykopeeni ja kversetiini, jotka toimivat antioksidantteina.

Keltaiset ruoat hyödyttävät Pernaa ja mahaa. Keltaiset ruoat virkistävät myös mieltä. Niiden fytokemikaaleja ovat luteiini, rutiini, zeaksantiini sekä hyvää suolistofloora ruokkivat prebioottiset kuidut. **Valkoinen** ruoka on hyväksi Keuhkoille. Keuhkoja kosteuttavia ruokia ovat esimerkiksi valkoiset pavut, retiisi, villiriisi, valkosipuli, kaali, perunat ja herkkusienet. Valkoisista kasveista löytyy esimerkiksi alliumeja, jotka ehkäisevät suolisto- ja mahasyöpää ja alentavat kolesterolia.

Mustat ruoka-aineet kohdistuvat Munuaisiin. Merilevä, mustapavut, mustat seesaminsiemenet ja musta riisi ovat täynnä vitamiineja ja kivennäisaineita, ne auttavat kilpirauhasen toiminnassa ja edistävät pitkäikäisyyttä. Mustat (siniset, violetit) ruoka-aineet sisältävät antosyaaneja, resveratrolia, fe-

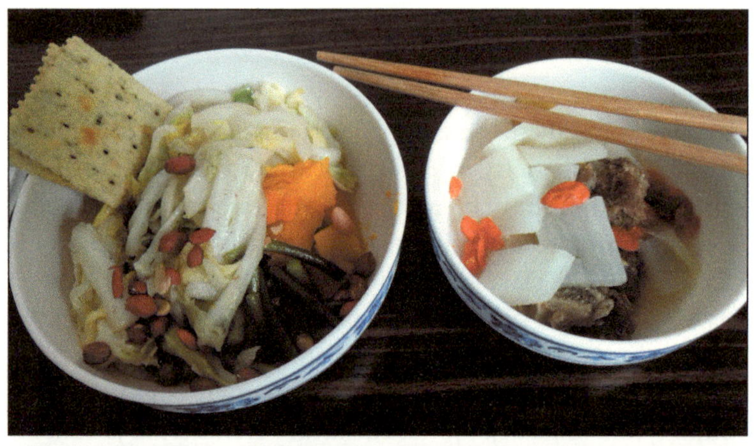

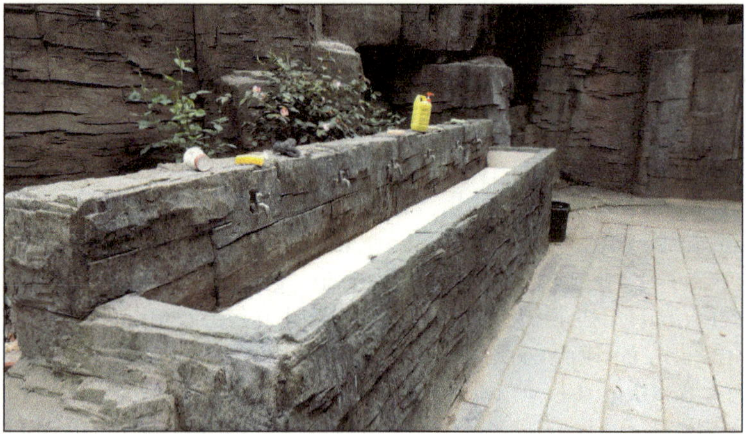

nolihappoa ja stilbeeneja, jotka ovat vahvoja antioksidantteja ja estävät myös tulehduksia.

Koska olen kiinalaisajattelun mukaan tulikukko, minun kannattaa suosia punaisia ja mustia ruokia. Siispä lautaselle merilevää, munakoisoa, mustajuurta, palsternakkaa, turnipsia, mustaherukoita, mustikoita, karhunvatukoita jne. Länsimainen järki sanoo, ettei siitä ainakaan haittaa ole, itämainen intuitioni sanoo, että ne saattavat hyvinkin olla erityiseksi hyödyksi juuri minulle, tavanomaisen hyödyllisyytensä lisäksi. Sitä paitsi pidän noista ruoka-aineista ihan luonnostani.

Oman terveysruokavalio-ajatteluni kulmakivi on oikea ruoka. Itse mahdollisimman alusta alkaen valmistettu hidas ja yksinkertainen ruoka. Mielellään myös itse kasvatettu, kerätty tai metsästetty. Kirjassani Maanantaisoturin dieetti (2012) puhun "urbaanista metsästäjä-keräilijän ruokavaliosta". Syön monipuolisesti kasviksia, marjoja ja hedelmiä, kartan tehotuotettua lihaa ja eineksiä. Säilön paljon pakastamalla, vastoin kiinalaisohjeita, joiden mukaan pakastaminen tuhoaa ruoan qin, mutta laajamittaiseen riistalihan kuivaamiseen minulla ei ole mahdollisuuksia. Sieniä, yrttejä ja eräitä marjoja säilön myös kuivattamalla.

Hienoin säilöntämuoto on mielestäni hapattaminen. Hapattaminen (maitohappokäyminen, fermentoiminen) tekee kuituisista vihanneksista ja siemenistä pehmeämpiä ja helpommin sulavia. Sen avulla syntyy B-vitamiineja (kuten foolihappoa) ja omega 3-rasvahappoja sekä muita terveysvaikutteisia yhdisteitä. Hapatettujen ruoka-aineiden syöminen parantaa suolistoflooraa ja vähentää vatsakipuja ja ilmavaivoja, ja hapattaminen vähentää tai tuhoaa täysin eräitä kasveissa esiintyviä myrkyllisiä yhdisteitä. Valkokaalia hapatettaessa muodostuu koliinia, joka laskee verenpainetta. Hapankaalin sisältämä asetyylikoliini estää ummetusta ja puhdistaa suolenseinämiä kuona-aineista. Maitohappobakteerit helpottavat nivelreuman oireita, ne hoitavat Helicobacterium pylorin aiheuttamaa mahahaavaa ja ovat hyödyllisiä syöpäsairaille.

Hapattaminen auttaa myös painonhallinnassa. Silloin kun suolistossa pääroolissa ovat haitalliset "pahat" mikrobit, syntyy usein hallitsemattomia syömismielitekoja vaikkapa karkkeihin tai pastaan. Mieliteot saa katoamaan syömällä runsaasti hapatettuja ruokia, jotta suolistossa pääroolin nappaavat hyödylliset pieneliöt. Hapatetut vihannekset ovat elävää ruokaa, ja ne ovat oikeata paleoruokaa, sillä jo kivikaudella osattiin hapattaa. Maitohappokäyminen on ihmiskunnan vanhimpia säilömistapoja.

Suolistobakteerit saattavat hyvinkin olla keskeisessä roolissa vanhenemisoireiden hidastamisessa ja jopa estämisessä. Tutkijoiden mukaan tulevaisuudessa on mahdollista, että suolistobakteereista valmistetuilla ravintolisillä hidastetaan vanhenemista.

GUA SHA JA MUITA KAUNEUDENHOIDON SALAISUUKSIA

"Jopa auringossa on pilkkuja."[24]
Kiinalainen sananlasku

Viime yönä näin unta, että meikkasin itseäni ja vieressäni saman peilin ääressä seisoi meikkaamassa itseään nainen, josta tiesin, että hän oli aina ollut tunnettu kauneudestaan. Koska hän oli yhtä vanha kuin minä, ikä alkoi jo kasvoissa näkyä. Hänelläkin. Hänen kasvoissaan se unen loogisuudella tarkoitti paksua kerrosta valkoista puuteria ja laastaria kasvoissa. Minulta puuttui se laastari, mutta muuten olimme samanlaisia. Peilissä näkyi kaksi vanhaa naista, liian vaalean ja paksun puuterikerroksen peittämin kasvoin, silmät kuin säikähtäneillä pöllöillä mustassa maalissa, huulissa räikeää punaista. Olimme irvokkaita. Olimme säälittäviä.

Tämän unen jälkeen ajattelin, miten kummallista on, että kuvittelen hyväksyväni vanhenemisen luonnollisena elämänvaiheena – ja silti aina uudestaan järkytyn, kun näen kuvia itsestäni (tarkoitan nyt kaikkia niitä lukemattomia deletoituja). Leukaperät roikkuvat masentavina hamsteripusseina, silmänympärykset ovat vanhan naisen. Ihon väri on vanhan naisen. Vartalo on mummonmahoineen vanhan naisen. Terve järki sanoo, että olen ihan kelpo kuuskymppinen, ja niin enimmäkseen ajattelenkin, mutta aina joskus todellisuus iskee märällä rievulla kasvoihin ja satuttaa. Kun huomaan reaktioni, joka ei ole tietoinen eikä toivottu, tunnen itseni todella typeräksi ja keskenkasvuiseksi. Minun on helppo ymmärtää, miksi lukemattomat naiset turvautuvat kirurgiaan tässä iässä. Itse en

---

24. *Kukaan ei ole täydellinen.*

koe edes kiusausta siihen suuntaan, johtuen juuri tuosta samasta pirullisesta estetiikan tajustani: nainen tai mies, jonka kasvot on nuorennettu, on luonnottoman näköinen, häneltä puuttuvat ilmeet ja ihon luonnollinen väri. Puhumattakaan niistä implanttihirviöistä, joilla kauneuskirurgian käyttö on lähtenyt lapasesta.

Mitä vanhemmaksi tulen, sitä paremmin ymmärrän Bette Davisin lakonista kommenttia: "Vanheneminen ei ole nynnyjä varten." Ehkä murrosiänkin pitäisi jo viimeistään tässä vaiheessa olla ohi? Onneksi en koskaan ole ollut nynny. Lainaan hauskan ystäväni vakiosanontaa: "Ei muuta kuin rinta rottingilla uusia nöyryytyksiä päin!"

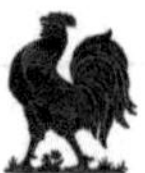

Biokemiallisesti ihon vanheneminen etenee siten, että estrogeenin väheneminen vaihdevuosien aikana nopeuttaa ihon vanhenemista. Iän myötä iho muuttuu ohuemmaksi ja alttiimmaksi vaurioille. Se myös menettää kimmoisuuttaan ja kehittää ryppyjä. Talirauhasten toiminnan heikkeneminen lisää ihon kuivuutta ja taipumusta hilseilyyn. Ihon toiminnot hidastuvat ja sen rakenne muuttuu. Solujen uusiutuminen, talin ja hien eritys hidastuu, puolustuskyky heikkenee ja lämmönsäätely sekä tuntoaistimukset häiriintyvät. Pigmentaatiosta huolehtivien solujen eli niin kutsuttujen melanosyyttien määrä vähenee, ja ihosta tulee alttiimpi auringon haitoille.

Tässä vaiheessa on hyvin ymmärrettävää, että moni nainen erehtyy uskomaan milloin mitäkin markkinointiväitettä, joista osa saattaa pitää paikkansakin, mutta enimmäkseen kyse on vain toiveajattelusta. Omaa ihon vanhenemisprosessiani olen hidastanut lähestymällä asiaa kiinalaisittain.

Luonnollinen ja tehokkain ihonhoito lähtee liikkeelle sisältä ulospäin, ei päinvastoin.

Kehossa on kuusi sisäelintä, jotka aivan erityisesti vastaavat terveestä ihosta: maksa, munuaiset, lisämunuaiset, kilpirauhanen, paksusuoli ja ohutsuoli. Lisäksi hormonien tasapainoinen toiminta saa paitsi ihmisen myös ihon hehkumaan terveyttä. Esimerkiksi kuiva, hilseilevä ja roikkuva iho kertoo kilpirauhasen heikosta toiminnasta. Estrogeenin puute elimistössä saattaa näkyä ihon veltostumisena ja ryppyjen syntymisenä.

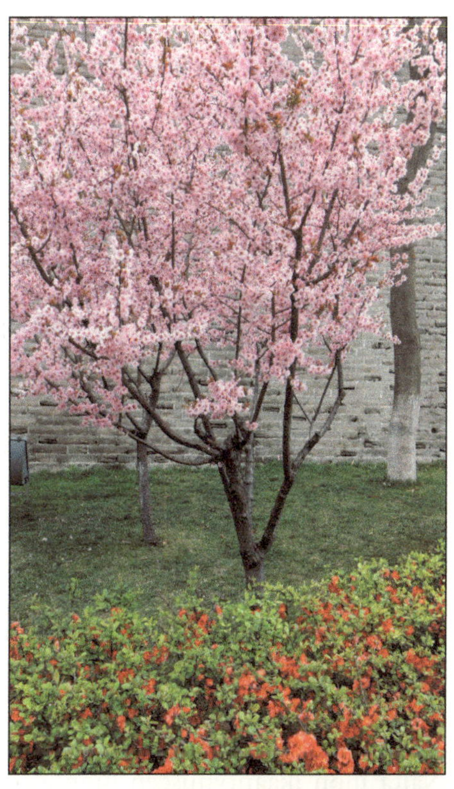

Kollageeni on elimistön proteiini, jonka säikeitä on ihon verinahkakerroksessa verkkomaisesti rakentuneena. Tämä rakenne vaikuttaa ihon kimmoisuuteen. Toisen proteiinin, elastiinin, muodostamat säikeet mahdollistavat ihon venytyksen ja erityisesti sen palautumisen normaaliin muo-

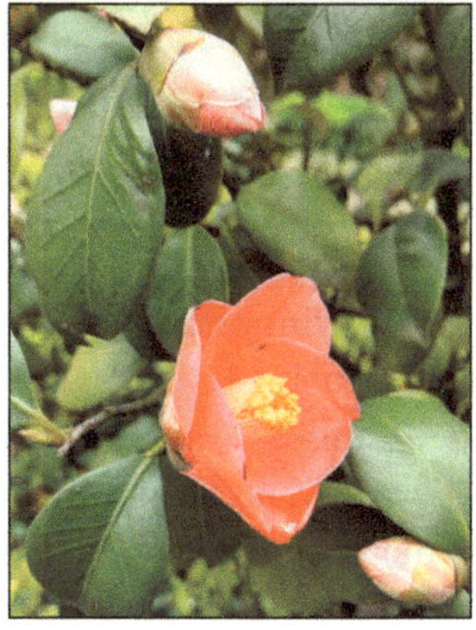

toonsa venytyksen jälkeen. Markkinoilla on kollageenijauheita, joilla pyritään täydentämään kehon omaa kollageenituotantoa. Vanheneville naisille suunnatut kollageenijauheet ovat hinnaltaan noin kolminkertaisia verrattuna urheilijoille suunnattuihin, joten kannattaa ostaa jälkimmäisiä, mikäli kollageenia haluaa käyttää. Elimistön omaa kollageenin tuotantoa voi tehostaa syömällä runsaasti C-vitamiinia sisältäviä ruokia, kuten ruusunmarjaa, tyrniä, persiljaa, punaisia paprikoita ja mustaherukkaa. Kollageenia sisältäviä ruokia ovat kalanruodot (aivan pieniä kaloja voi syödä ruotoineen), kalan ja kanan nahka, kananmunat (kollageeni sijaitsee aivan kuoren alla kalvona, joten kollageenia saa vain keitetyistä munista) sekä luuliemet.

Ihon oheneminen saattaa myös lisätä sen taipumusta kutisemiseen. Esimerkiksi ihon taivekohdissa kutina voi olla lähes sietämätöntä, vaikka ihottumaa ei näkyisi. Lisäksi ihon herkkyys lisääntyy, se reagoi helposti kutittaviin tekstiileihin, parfyymeihin, väriaineisiin ja vaikkapa viinien sulfiitteihin, rikkiin ja tanniineihin.

Näitä ihon ikääntymiseen luonnostaan kuuluvia ilmiöitä on mahdollista sekä ehkäistä ennalta että hoitaa elämäntavoilla. Ihon kunto kertoo ihmisen yleisestä terveydentilasta. Elämäntavat näkyvät ihosta: runsas auringonotto (vaikka kokonaan ei aurinkoa pidä karttaa, se on tärkeä D-vitamiinin lähde), tupakanpoltto, liiallinen alkoholinkäyttö, liika sokeri ja tärkkelys ravinnossa sekä liikunnan puute saavat aikaan ryppyisiä, turvonneita ja harmahtavankeltaisia kasvoja. Myös alhainen painoindeksi vanhentaa ihoa.

Maksan ja munuaisten toimintaa voi helpottaa rajoittamalla särkylääkkeiden ja antibioottien käyttöä silloin, kun ne eivät ole aivan välttämättömiä, ja karttamalla mahdollisuuksien mukaan ympäristökemikaaleja. Kokonaan niitä ei voi välttää, mutta elimistöä kuormittavaa kokonaismäärää voi vähentää esimerkiksi siirtymällä syömään mahdollisimman paljon luomuruokaa.

Kirkkaan ihon saa syömällä runsaasti kasviksia, marjoja ja hedelmiä, juomalla paljon puhdasta vettä ja ulkoilemalla happirikkaassa ilmassa. Omassa ihossani olen huomannut ihan selkeän muutoksen siirryttyäni syömään hiilihydraattitietoista ruokaa yli kaksikymmentä vuotta sitten. Iho tarvitsee proteiinia, joten syön sitä riittävästi. Tehokkain ihon rasvaus tapahtuu aina sisältäpäin, erityisen hyviä iholle ovat neitsytpuristettu oliivi- ja luomukookosöljy.

Sokeri on aina iholle myrkkyä, mutta varsinkin menopaussin jälkeen. Ihon aineenvaihdunnan hidastuessa iän myötä ihoon kertyy glykaation lopputuotetta. Glykaatiolla tarkoitetaan biologista reaktiota, jossa sokeri ja valkuaisaineet ikään kuin kiehuvat ruskeaksi aineeksi kudoksissa. Glykaatioprosessi johtaa ennenaikaisen vanhenemisen ilmiöihin. Runsas sokerinsyönti näkyy iän myötä elottomana, säkkimäisenä ja kellertävänä ihona. Sen sijaan tumman, yli 70 % kaakaota sisältävän suklaan syöminen on hyväksi paitsi yleiselle terveydelle, myös iholle.

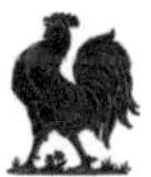

Perinteisessä kiinalaisessa lääketieteessä on ihon hoitoon kiinnitetty huomiota jo toisella vuosituhannella eaa. Parantajat kehittivät hoitomenetelmiä erilaisiin iho-ongelmiin. Ruokavaliovalinnoilla pyrittiin hoitamaan niin fyysiset kuin henkisetkin vaivat (nekin vaikuttavat iho-ongelmissa, kuten ihottumani isän kuoleman jälkeen osoitti) sekä hidastamaan ihon vanhenemista.

Kiinalaisessa lääketieteessä ihoa hoidetaan syömällä vastavalmistettua tuoretta ruokaa vuodenaikojen mukaan. Yin ja yang -periaatteen mukaisesti kesäisin syödään enemmän raakaruokaa ja talvisin taas lämmittäviä keittoja ja patoja. Iho voi hyvin, kun ruokavalio koostuu runsaasti vitaaliaineita sisältävistä luonnonmukaisista ja täysiarvoisista ruuista. Teollisia ruokia kiinalaisohjeissa neuvotaan karttamaan. Iän myötä kasvoihin ilmaantuvia ruskeita laikkuja voi kiinalaisohjeiden mukaan hoitaa syömällä tomaatteja, munia, persimoneja, mustia papuja, mungpapuja, herneitä, kurkkua ja kiinankaalia.

Guasha on kiinalainen alunperin jadesta (nykyisin enimmäkseen jadenkaltaisesta kivestä, koska aito jade on kallista) valmistettu kasvojen hierontakivi. Aloitin guashan käytön jo joskus yli kymmenen vuotta sitten. Guashalla hierotaan kasvoja meridiaanien mukaan.[25] Se vilkastuttaa kasvojen verenkiertoa ja poistaa lymfaturvotusta.

Varpun ihonhoitorutiinit
- *Juon puhdasta, hyvälaatuista luonnon lähdevettä noin 1,5 litraa päivässä.*
- *Suosin vesikrassia, punaisia paprikoita, papaijaa, aronioita, mustikoita, parsakaalia, pinaattia, erilaisia pähkinöitä, avokadoa ja bataattia.*
- *Käytän hyviä kasviöljyjä (välttämättömiä omega 3- ja omega 6 -rasvahappoja, oliiviöljyä jne.).*
- *Kartan lisättyä sokeria arkioloissa.*
- *Vältän kasvojen saippuapesua ja kaikkea vesipesua silloin, kun vesi on kovaa.*

---

25. *Youtubesta löytyy ohjeita.*

* *Lenkkeilen luonnossa. Happi tekee iholle hyvää.*
* *Puhdistan ihon aamuin illoin vedettömästi. Kosteutan ihoa suihkuttamalla ruusuvettä ja levittämällä tehokosteuttavaa geeliä, taas ruusuvettä ja sitten kosteusvoidetta, ja lopuksi vielä ruusuvettä. Olen havainnut moninkertaisen kosteuttamisen tehon pintakuivan ihoni hoidossa.*
* *Vältän raapimista, jos iho kutisee, kuten jalkojeni iho usein tekee. Rasvaan milloin milläkin halvalla luomuvoiteella. Muutenkin suosin halpaa luomukosmetiikkaa.*
* *En onnekseni ole tupakkaihmisiä, sillä tupakointi heikentää ääreisverenkiertoa ja rapauttaa kollageenia.*
* *Suojaudun auringolta. Saan auringosta vain ihottuman, joten käytän lapsille tarkoitettua auringonsuojavoidetta aina tarvittaessa.*
* *Hemmottelen erilaisilla itsetehdyillä naamioilla (avokado-kaakao ym.). Silloin poikkeuksellisesti pesen kasvot vedellä.*
* *Pidän kemikaalikuorman mahdollisimman pienenä. Monet ruoka-aineet toimivat mainioina tee-se-itse-ihonhoitoaineina, ja nykyään on tarjolla laaja valikoima laadukasta ja kohtuuhintaista luonnonkosmetiikkaa. Näissä asioissa vähemmän on enemmän, ja ihoni voi paremmin kun keskityn hoidossa olennaiseen: puhdistamiseen, kosteuttamiseen ja ravitsemiseen.*
* *Vartaloni ihoa hoidan joskus talviaikaan kookos- tai oliiviöljyllä. Kasvojeni iholle ne ovat liian vahvoja. Hasselpähkinäöljy on harvinaisempaa ja kalliimpaa, mutta hyvin suositeltavaa ihon ulkoiseen hoitoon, sillä se sisältää runsaasti ihoravinteita ja välttämättömiä rasvahappoja, jotka suojaavat ihoa auringon aiheuttamilta vaurioilta ja vauhdittavat kollageenin tuotan-*

toa. Vinkki: Ennen kuin aloitat minkään öljyn käytön iholla, tee herkkyystesti. Tipauta ranteelle muutama tippa öljyä, peitä harsosidoksella ja anna vaikuttaa 24 tuntia. Mikäli ihosi ei ole kehittänyt allergiaoireita, se kestänee öljyn käytön.

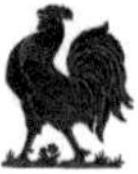

Devapathin mukaan kaikki me haluamme olla kauniita ja viehättäviä mutta kuitenkin pohjimmainen pyrkimyksemme on kokea oma sisäinen kauneutemme. Haluamme hyväksyä itsemme, rakastaa itseämme. Mikään dieetti tai treenaaminen ei tuota meille pysyvää onnea ja mielenrauhaa, jos meiltä puuttuu rakkaus itseämme kohtaan.

Devapath kirjoittaa myös siitä, miten ihanne litteästä ja kiinteästä mahasta on kuljettanut meitä kohti seksin ja tunteiden tukahduttamista. Hän perustelee sitä sillä, että jännittyneessä vatsassa energia on jumissa ja se pitää meidät yliaktiivisina ja stressaantuneina. Onnellinen vatsa on pehmeä ja täynnä energiaa. Tämä sopii teoriaani mummon mahasta, jonka jo vuosia sitten kehitin: koska menopaussin jälkeen estrogeeniä muodostuu etupäässä rasvakudoksessa, evoluutio on kehittänyt meille mummonmahan. Olen tietoisesti yrittänyt rakastaa mahaani, mutta aina välillä vartalon profiilikuva on masentanut. Mutta tämä uusi ajatus täynnä energiaa (myös seksuaalista!) olevasta mahasta tekee minut iloiseksi. Päätän joka päivä hieroa ja kiittää ihanaa, pulleaa mahaani.

Ikä saa näkyä, ja eletty elämäkin. Mutta haluan elää niin, että se, mikä näkyy miellyttää minua. Haluan näyttää itseltäni. Niinpä olen ymmärtänyt miettiä tarkkaan, millaisia tunteita ruokin, sillä ne tunteet juuttuvat rypyiksi kasvoihini.

TIIBETILÄINEN VALTAMERIHIERONTA

*"Olen vakuuttunut siitä, että me tiibetiläiset voimme
perinteisellä lääketieteellisellä järjestelmällämme auttaa
kanssaihmisiämme voimaan paremmin – vielä nykyisinkin
ollessamme pakolaisia."[26]
Dalai-lama*

Tuina (Tui Na) on maailman vanhin tunnettu hierontatek-
niikka. Arkeologisten löytöjen mukaan tuinaa on käytetty
jo 2700 eaa. Ensimmäinen kirjallinen maininta tuinasta on
ensimmäiseltä vuosisadalta eaa., keltaisen keisarin Huangdin
Nei ying -teksteissä. Tuina on akunpunktion ja yrttiterapian
ohella tasavertainen hoitomenetelmä kiinalaisessa lääketie-
teessä. Kiinassa jokaisessa kiinalaisen lääketieteen sairaalassa
on tuina-osasto. Hoidon tarkoitus on saada qi virtaamaan me-
ridiaaneissa eli energiaradoissa. Tuinahieroja käyttää sekatek-
niikkaa: vaivaamista (vrt. taikina), painelua sekä sormenpäillä
että kyynärpäällä, ravistelua ja venyttämistä. Tuinaa tehdään
täsmällisesti kiinalaisen lääketieteen diagnoosin mukaisesti
meridiaaneja seuraten. Stephen Gascoigne toteaa, että ikivan-
haa tuinaa voidaan oikeutetusti pitää kaikenlaisen manipulaa-
tiohoitojen asiantuntemuksessa osteopatian ja kiropraktiikan
isänä. Mutta tuinassa on myös mukana hoitavan lääkärin voi-
makas halu auttaa ja intuitiivisesti ymmärtää potilasta.

Kävin pari kertaa tuinahoidossa Wudangshanissa.
Hoidon antaja oli koulutukseltaan kiinalaisen lääketieteen
lääkäri kuten kuuluukin. Hän otti vastaan kodissaan, jonka
yksi huone toimi hoitolana. Perheen naisväki vietti aikaa teetä

---

*26. Kirjassa Wurzeltantra und Tantra der Erklärungen (vap. suom.
Varpu Tavi)*

juoden ja rupatellen keittiössä, samaan aikaan tuinalääkäri teki töitä keskeytymättä. Tuinaa tehdään hoitopöydällä, hierottava on kuitenkin täysissä pukeissa. Niinpä hoitopöytiä voi samassa huoneessa olla useampia. Kun menin ensimmäistä kertaa sinne, jouduin odottelemaan, koska paikalle tuli suurissa tuskissa oleva kung fu -opiskelija. Iso mies oli saanut kehonsa niin juntturaan, että kulki kumarassa ja itki kivusta. Minulla oli siis mainio tilaisuus seurata, mitä tuinassa tapahtuu.

Tuinahoitaja paineli tiettyjä pisteitä, pyöritteli ja käytti paitsi kämmeniä myös käsivarsia. Välillä hän käytti silminnähden voimaa, välillä pehmeämpiä pyöriviä liikkeitä. Hoidettava ähki ja voihki, mutta pikkuhiljaa kivut lievenivät ja hän alkoi hengittää tasaisemmin. Kun lääkäri lopetti hieronnan, kaveri oli silminnähden helpottunut. Toki hoitoa piti jatkaa seuraavalla kerralla, mutta jo ensiapu oli tuntuva apu. Ilman mitään tulehduskipulääkkeitä.

Minun vaivani olivat lieviä. Lihasten ylirasitusta jokapäiväisestä harjoittelusta. Qigongillakin pystyy saamaan lihaskrapulan aikaan! Hoito auttoi, lievät vaivani jäivät hoitopöydälle.

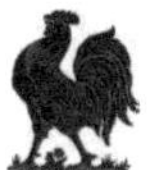

Lähimpänä tuinaa täällä Suomessa on kokemukseni mukaan kalevalainen jäsenkorjaus. Se tuntuu samalta kuin tuina, yhdistelmältä lymfahierontaa, hermoratahoitoa, akupainantaa, hierontaa. Taitava jäsenkorjaaja "kuuntelee käsillään" potilaan kehoa, aivan samoin kuin tuo kokemani tuinalääkäri Wudangshanissa.

Kalevalainen jäsenkorjaus on suomalaiseen kansanperinteeseen perustuva manuaalinen tuki- ja liikuntaelimistön pehmytkudoskäsittely eli mobilisaatiohoito, jonka tarkoituk-

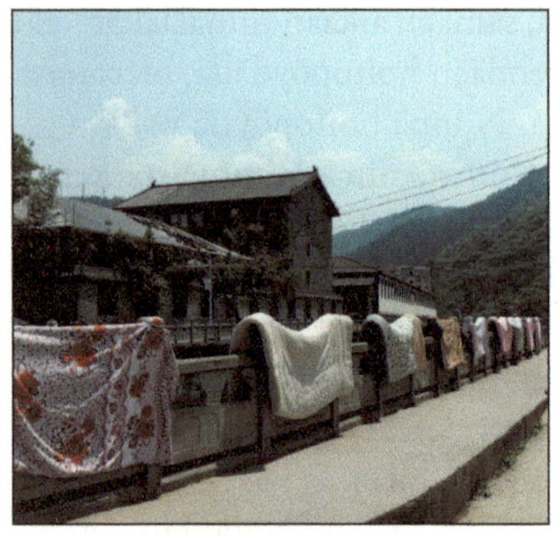

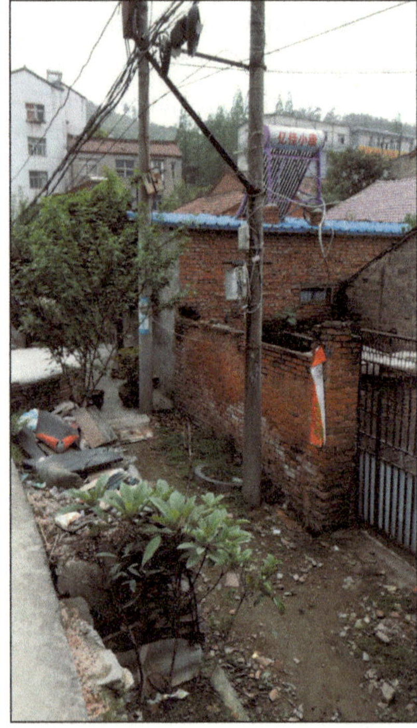

Tiibetiläinen valtamerihieronta tehtiin täällä.

sena on palauttaa kehon kineettinen ketju tasapainoon. Kalevalaisessa jäsenkorjaushoidossa hoidetaan kehon tukirakenteiden kipeää kohtaa, virheasennoista aiheutuvia kiputiloja ja aineenvaihduntahäiriöitä. Sen sijaan, että vain hoidettaisiin oiretta etsitään kivun varsinainen juurisyy. Hoito tehdään lempeästi kehoa kuunnellen ja luonnollisia liikeratoja hyväksi käyttäen.

Kineettisissä toimintaketjuissa oleva virheasento voi aiheuttaa lihasten, kalvorakenteiden ja jänteiden kiristymisen kautta kudospaineen kasvua, haitata solujen ja laajemmin kudosten ravinnonsaantia ja edistää myös kalkin kertymistä nivelpintoihin. Lisäksi virheasento aiheuttaa nivelten kuormitukseen epätasapainoa, mikä johtaa esimerkiksi nivelpintojen kulumiseen ja kudosten rappeutumiseen. Selän jännitystilat ja virheasennot voivat aiheuttaa selkäydinhermojen pinnetiloja ja ongelmia sisäelinjärjestelmien toimintaan.

Kalevalainen jäsenkorjaushoito aloitetaan aina jalkapohjista, ja koko keho käydään läpi kallonpohjaan saakka. Näin lihakset rentoutuvat, nivelpinnat asettuvat kohdilleen, imuneste- ja verenkierto avautuu ja hermopinteet vapautuvat. Kivun vähenemisen tai poistumisen myötä elämänlaatu paranee.

Käyn kalevalaisessa jäsenkorjauksessa useamman kerran vuodessa kakkoskotikaupungissani Joensuussa. Jäsenkorjaajani on tehnyt ihmeitä ongelmajalkojeni kanssa, ja neuvonut minulle itsehoitokeinoja, joiden avulla voin vähentää kipuja (oikeassa jalassani on sekä lymfa- että hermosärkyä, ja välillä niitä on vaikea erottaa toisistaan). Aina hoidon jälkeen lymfakiertoni on tehostunut, kävelen reippaammin ja kivut ovat vähentyneet tai kokonaan hellittäneet. Jos olisin Kiinassa, kävisin säännöllisesti tuinalääkärillä ja tiibetiläisessä valtamerihieronnassa. Suomessa käyn kalevalaisessa jäsenkorjauksessa ja Saksassa lymfahieronnassa.

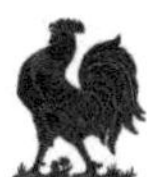

Kung fu -koulussa harjoittelimme kuutena päivänä viikossa. Torstaisin oli vapaapäivä. Silloin kävin tavallisesti Wudangshanin kaupungissa tiibetiläisessä valtamerihieronnassa. Hieroja oli Intiassa koulutuksensa saanut nuori nainen, joka asui monen perheen yhteisasumuksessa peltiparakeissa. Koska oli kevät, en tiedä kuinka kylmä parakeissa oli talvella. Luultavasti pakkasen puolella. Metalliseinät oli maalattu kirkkain värein. Jokaisella perheellä oli oma huoneensa tai kaksi. Keittiö, kylpyhuone ja pyykinpesuhuone olivat yhteiset. Kuulemma henki yhteisasumisessa oli hyvä. Ihmiset tulivat toimeen ja pitivät huolta toisistaan.

Hoitohuone oli hämärä ja hoito lempeää ja syvästi rentouttavaa. Tiibetiläinen valtamerihieronta on peräisin tiibetiläisistä luostareista ja se perustuu tiibetiläiseen lääketieteeseen. Dalai Laman väitetään osallistuneen hierontatekniikan kehittämiseen.

Se on energeettistä hierontaa, jolla hoidetaan kehoa, henkeä ja sielua, ja pyritään saamaan nämä keskenään tasapainoon. Hoidon sanotaan käynnistävän kehon omat paranemismekanismit. Koin sen täydellisenä tapana rentoutua. Hieronta oli lempeää ja tehtiin hämärässä huoneessa. Hoito kesti useimmiten puolestatoista kahteen tuntiin, etupäässä siksi, että hieroja laskutti tuntikorvauksen... Ei se eurooppalaisen mittapuun mukaan maksanut juuri mitään, joten en valittanut. Ystäväni Briony tosin kommentoi kuultuaan: "Greedy bitch!" Tiibetiläinen lääketiede kiinnostaa minua, mutta toistaiseksi sen aiheen käsikirjat vain lämmittävät kirjahyllyä.

Ilmeisesti qigong, meditaatiot ja tiibetiläinen valtamerihieronta yhdessä vaikuttivat, että olin täysin rauhallinen paluumatkalla Eurooppaan. Paluubussini Shiyanista Xíaniin meni aivan toiseen paikkaan kuin se bussiasema, josta viikkoja aikaisemmin lähdettiin. Löysin itseni kahden painavan selkärepun kanssa joltakin teollisuusalueelta, jossa ei näkynyt ihmisiä ja jos näkyi, he eivät puhuneet englantia. Vähätkin viitat olivat kiinaksi. Lopulta, aikani marssittuani ja melko nääntyneenä, näin pienen hotellin, jonka respaan menin kysymään, missä oikein olin. Sieltä löytyi yksi englannintaitoinen nainen, joka otti minut siipiensä suojaan. Soitti paikalle taksin, selitti kuskille kiinaksi, että minut pitää viedä suorinta tietä lentokenttäbussille, eikä saa laskuttaa liikaa. En luultavasti koskaan unohda tuota ystävällisyyttä! Minua ihmetytti, kun en missään vaiheessa hermostunut, vaan luotin siihen että kaikki järjestyy.

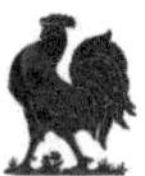

Vaikka olinkin jo monta kertaa aiemmin kokenut energiaa hoidoissa, se oli aina ollut yhteydessä hierontaan. Energeettinen parantaminen ilman kosketusta ja varsinkin etänä oli minulle vierasta. Enkä oikein tiennyt mitä ajattelisin aiheesta. Sittemmin minulle on neljä kertaa annettu reikihoitoa etänä.

Ensimmäisellä kerralla minuun otti yhteyttä Facebook-tuttava, joka tarjoutui hoitamaan minua valitettuani kipujani julkisesti. Suhtauduin minulle tyypillisellä tavalla, kiltillä lievästi skeptisellä huvittuneisuudella mutta avoimin mielin. Koska Facebookissa on kaikenlaisia viheltäjiä, kysyin (tarkoittamattani ilmeisen epäkohteliaasti), mitä semmoinen maksaa. Kuulemma kaukoenergiahoidoista ei oteta maksua (Amerikassa kyllä otetaan, olen jossakin yhteydessä nähnyt). Hän hoiti minua pari kertaa. Kokemus oli hyvin kiinnostava ja koin sen tilannettani parantavana, mutta en jälkikäteen pystynyt arvioimaan, tuliko se energia minun sisältäni vai todellakin etänä. En edes tiennyt, olisiko sillä merkitystä, jos tietäisin.

Toisella reikihoitokerralla olin jo henkisesti valmistautuneempi. Olin portaissa kaaduttuani murtanut lantiosta pari pientä luuta ja tein kaikkeni auttaakseni kehoani paranemaan. Reikihoitaja Milka Leppiniemi selitti minulle tarkemmin reikihoidon kulkua. Se alkoi siten, että laitoin kämmenet ulospäin ja avoimin mielin sanoin itselleni: ”Otan vastaan reikihoidon, jonka minulle lähettää Milka Leppiniemi”. Milka oli etukäteen kertonut, että hoito on vasta alku paranemiselle, se kestää päivän pari ja siinä voi tulla pintaan erilaisia asioita ja tunteita. Tarvitaan paljon vettä ja yrttiteetä huuhtomaan tarpeettomat energiat pois.

Vaikka en ollut uninen tai väsynyt, nukahdin melkein heti hoidon alettua ja nukuin tunnin. Seuraavana päivänä kirjoitin Milkalle kokemukseni. Hän vastasi: "Hyvä, että sait levättyä. Hoito onnistuu kyllä siitä huolimatta, että nukuit tai uni tuli juuri sen vuoksi." Milka kertoi hoitavansa chakra kerrallaan päästä alkaen. Hän kirjoitti: "Koko sinun energiakehosi vaati kyllä energiaa, etenkin pää eli kruunuchakra ja lantio, mikä on murtuman vuoksi täysin ymmärrettävää, sekä jalat. Siellä juurichakrassa on se perusturva, ja se on ehkä kaatumisen vuoksi saanut kolhuja. Siitä kertonee myös virtsatieinfektiosi. Kehosi ei ole balanssissa. Pää ja mieli ovat varmasti keskuksena, jos joutuu itseään yksin parantamaan[27], vaikka ei varsinaisesti yksinäisyyttä kokisikaan. Introverttinä en kärsinyt yksinäisyydestä. Milka kirjoitti myös: "Hoidossa tuli mieleeni, että meille yleensä annetaan tällaiset kokemukset jonkin vuoksi. Toki asioita myös vain sattuu ja tapahtuu, mutta niissä saattaa myös olla jokin opeteltavaa tai kohdattavaa. Hyvä on saada mieli ja keho rentoutuneeseen tilaan, se auttaa aina paranemisessa. Maadoitin muuten myös jalkojasi. Yhteys Äiti Maahan on tosi tärkeä näinä aikoina. Siitä saa alkuvoimaa."

Vastasin Milkalle: "Jalathan minulla ovat olleet ongelmakohta jo pidempään. Intuitiivisesti allekirjoitan kyllä tuon

---

27. *Pääsin sairaalasta hiukan ennen joulua. Mieheni isä vietti elämänsä viimeistä joulua, joten minusta oli tärkeintä, että mies oli isänsä kanssa. Appiukkoni oli aina minulle niin rakas ja läheinen, etten edes halunnut sääliä itseäni. Vietin siis joulun ajan yksin kyvyttömänä liikkumaan kuin rollaattorin kanssa yläkerrassa. Portaita en pystynyt kävelemään.*

Äiti Maan. Nyt vain huomaan, että olen kipulääkkeistä puuropäinen, ja olen ajatellut etten 'johda' tätä paranemisprosessiani, vaan annan kehon johtaa." Milka vastasi: "Anna Korkeimman itsen johtaa. Meidän tietoisuutemme on valtavan paljon suurempi kuin oma pää. Ehkä niin suuri, että meiltä palaisi kovalevy, jos se tietoisuus saataisiin meihin ladattua. Myös meidän kehomme on äärettömän viisas parantamisessa. Se on se sisäinen tieto, joka ihmisiltä on haluttu ottaa pois, jotta valta olisi jossakin muualla. Vaikka sillä lääkärillä, joka hoitaa vain oireita lääkkeillä, koska Käypä hoito -ohjeistukset niin vaativat."

Tähän vastasin, että minulla on vahva luottamus kehon viisauteen, mutta pälläni on ikävä taipumus ottaa vastuuta ja ruveta johtamaan. Olen niin tottunut olemaan jonkinlainen oman elämäni lyhytterapeutti ja aina vastaamaan terveyshaasteisiini tietoa penkomalla. Nämä viimeiset pari vuotta isän ja vuosi äidin kuoleman jälkeen ovat pistäneet kuviota vähän uusiksi. Tähän Milka: "Voisiko tuo oman elämänsä lyhytterapeuttina toimiminen olla se syy, miksi täytyy pysähtyä. Aikaisemmin opitut tavat prosessoida asioita eivät enää olekaan niitä optimaalisimpia, vaan täytyy luoda uutta?" Se sai minut miettimään, että olen aivan ilmeisesti mennyt ylikierroksilla ja tiedostamattani stressaantuneena.

Hoitoa seuraavana iltana minulla oli kipuja enemmän kuin aiempina päivinä. Ihmettelin syytä, kipulääkitys oli ennallaan, en vielä ollut alkanut purkaa lääkitystä. (Lääkäreiltä en muuten opiaatti- ja muun kipulääkityksen purkamiseen saanut mitään ohjeita, siihen piti käyttää terveydenhuollon asiantuntijaystäviä). Kuuntelin meditaatiomusiikkia ja rentoutin kehoa. Sitten huomasin, että "mielen kädet" ikään kuin siirsivät kipua pois lantiosta alas jalkoihin. Pyrkimys oli työntää kipu pois jalkaterien kautta. Osa kivusta juuttui vielä pohkeisiin mutta lantiosärky hellitti. Kun kerroin tästä Milkalle, hän vastasi: "Luut, lihakset, kaikki ovat kuitenkin värähtelyä, kuten kaikki materia ja olevainen ja kun värähtelytasoa korjataan ja saadaan ladattua hyvällä energialla, korjaantuu myös keho. Lantiossasi on tulehdus, ja lantioonhan stressi meillä naisilla pakkaantuu, sillä tavoin saadaan tehokkaasti epätasapaino aikaan...".

Australian aboriginaalit paransivat perinteisesti telepatialla ja energialla. Heidän parannustaitonsa on maailman vanhinta kerrostumaa, jopa vanhempaa perua kuin kiinalainen lääketiede tai ayurveda. Ehkä lääketieteen kehityksessä lapsi on heitetty pois pesuveden mukana?

ZEN JA TEEN JUONNIN TAITO

*"Viime kädessä onnellisuudessa on kysymys siitä, valitseeko
epämukavan tietoisuuden oman mielensä vioista vai
epämukavan altistumisen niille."*
Yongey Mingyur rinpoche[28]

Tänä aamuna tein 40 minuutin pilvimeditaation toistamalla
mielessäni mantraa: "Olen luja ja rauhallinen". Sen jälkeen su-
juikin Kurki-qigongin harjoittelu ihan uudenlaisella keskitty-
mis- ja oppimiskyvyllä. Opin alun nopeammin kuin aikaisem-
mat kaksi, Kilpikonnan ja Tiikerin, joita olemme harjoitelleet.

Koska Kurki liittyy tulen elementtiin, ja tuli Sydä-
meen sekä ilon tunteeseen, minulle "tulikukkona" tärkeintä
on mielenrauhan edistäminen. Liika iloisuuskaan ei ole ter-
vettä, koska se johtaisi mielen ylikierroksille. Siihen en tosin
olen taipuvainen, olen perusiloinen mutta kaikenlainen hys-
teria on minulle vierasta. Mielenrauhaani varjostavat pienet
ahdistukset.

Kotioloissa en harrasta pitkiä meditaatioita. Vartti-
tunti silloin tällöin buddhalaista rukousnauhaa sormeillen
riittää. Pyrin pikemminkin elämään niin, että keskityn medi-
tatiivisesti kulloiseenkin tehtävään. Kuuntelen kirjoittaessani
meditaatiomusiikkia, esimerkiksi Drukmo Gyalin tiibetiläisiä
parannusmantroja. Ruuanlaitto ja kodin järjesteleminen sekä
puutarhanhoito ja metsässä liikkuminen ovat kaikki medita-
tiivista puuhailua. Sekä tietysti qigong-harjoitukset.

---

28. Hanson, Mendius: Buddhan aivot

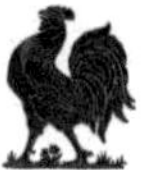

Kiinalainen teeseremonia on meditointia. Sitä en kokenut kung
fu -koulussa; siellä teeseremonia oli tarkoitettu vain mestari
Chenin erikoisvieraille. Nettisivuilla tietysti luvattiin kaikkea
mahdollista kalligrafiasta teeseremoniaan ja temppelikäyn-
teihin. Mutta mielikuvamarkkinoinniksi ne jäivät. Sen sijaan
vierailimme mieheni kanssa kerran Taiwanissa luomuteetilalla,
ja osallistuimme pieneen teelaatujen maisteluseremoniaan, ja
opimme perusteita myös kokkauskurssilla Taipeissa.

Kiinalainen teeseremonia on meditatiivinen, harmo-
ninen ja filosofinen rituaali, joka noudattaa ikiaikaisia periaat-
teita. Tee voi olla oolong-, vihreää- tai mustaa teetä, tärkeintä
on teelehtien korkea laatu. Seremonia aloitetaan puhdistamal-
la ja lämmittämällä astiat teelatuun sopivalla lämmöllä. Vesi
kaadetaan pois ja teekuppiin asetetaan teelehtiä, joiden pääl-
le kaadetaan kiehuvaa vettä ensimmäistä infuusiota varten.
Se kaadetaan teekannuun maun ja lämmön tasoittamiseksi.
Näin toimitaan jokaisen teekupin kohdalla, teeseremoniaan
osallistujien määrän mukaan. Jokainen kupillinen kaadetaan
teekannuun. Sen jälkeen tee siivilöidään kuppeihin.

Teen juomista ei aloiteta heti, vaan ensin hengitetään
teen aromia. Sen jälkeen teetä siemaillaan rauhallisesti ja kes-
kittyneesti, tuoksua, rakennetta ja jälkimakua havainnoiden.

Teen eleganttiin juomiseen kuuluu kupin pitäminen molemmin käsin. Sillä osoitetaan arvostusta ja kunnioitusta.

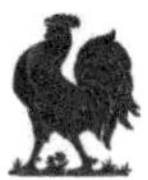

Teeseremonioita harrastan harvoin, mutta tuohon samaan mielentilaan pyrin kaikessa syömisessä ja juomisessa, elämän pienissä nautinnoissa, jotka tekevät arjesta tyyntä ja onnellista. Aamuinen rituaalini ennen työnteon aloittamista on avata työhuoneeni ranskalaisen parvekkeen ovi ja hengittää syvään happirikasta ilmaa. Sen jälkeen sytytän kynttilän buddhapatsaan edessä. En rukoile Buddhaa, vaan keskityn keräämään buddhamieltä ja buddhasydäntä sisälleni. Buddhamielellä tarkoitan viisautta ihmisten, maailman ja elämän ymmärtämiseen; buddhasydän taas on myötätuntoa ihmisiä kohtaan.

Neuropsykologi Rick Hanson kirjoittaa, että organismin on vaihdettava ainetta ja energiaa ympäristön kanssa. Tämän seurauksena monet kehon atomeista korvautuvat uusilla vuoden kuluessa. Energia, jonka käytän voidakseni juoda kupillisen teetä, on peräisin auringonvalosta, joka on raivannut tiensä luokseni ravintoketjua pitkin. Hansonin mukaan kehon ja maailman välinen näennäinen muuri on pikemminkin kuin säleaita.

Meillä on luontainen taipumus tallentaa muistiimme negatiivisia, epämiellyttäviä kokemuksia. Ehkä se on jäänne muinaisista metsästäjä-keräilijän perimästämme? Se on ollut tarkoituksenmukaista, jotta ihminen on oppinut paremmin välttämään riskitilanteita? Tietenkään näitä negatiivisia tunteita ei voi parantaa tukahduttamalla, mutta niiden yliotetta voi vastustaa keräämällä myönteisiä muistitallenteita. Positiiviset kokemukset kannattaa tiedostaa ja tietoisesti tallentaa.

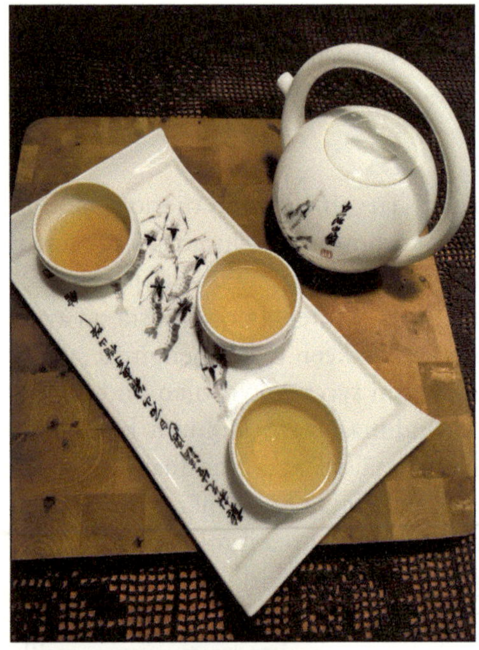

Syvällinen keskustelu ystävän kanssa, kauniisti katettu ateria, läheisen ihmisen halaus ja luonnossa kulkeminen. Olen huomannut, kuinka onnellisuuteni on lisääntynyt päivä päivältä ja vuosi vuodelta opittuani keskittymään siihen, mitä parhaillaan teen, ja nauttimaan arjen puuhista. Työhuoneen siivoamisenkin voi ottaa meditointina, ja puutarhatyöt ovat sitä ihan luonnostaan.

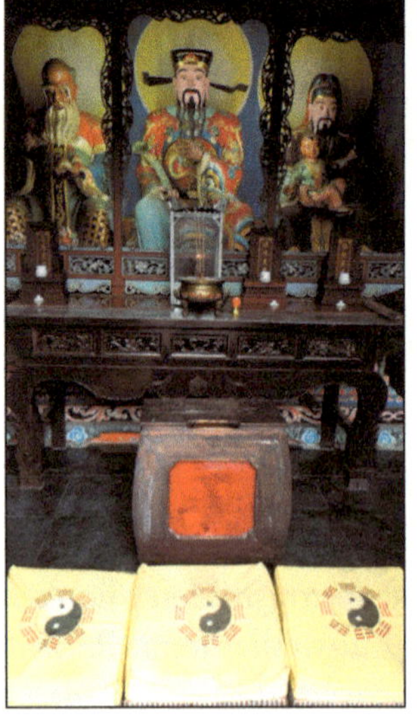

Rick Hanson neuvoo, että mikäli suru aiemmin koetusta huonosta kohtelusta tulee toistuvasti esiin, kannattaa muistuttaa itseään niistä hyvistä asioista, joita elämässä on ollut. Joku ihminen on läheinen ja rakastaa minua, olen kokenut kauniita hetkiä, minua on autettu, minulle on oltu ystävällisiä... Näiden hyvien kokemusten kannattaa antaa upota syvälle mieleen menneisyyden kipujen pehmikkeeksi.

Olen kulkenut pitkän tien lievästä itseinhosta, ylikriittisyydestä itseäni kohtaan sekä herkkyyden hukuttamisesta lempeään ja hyväksyvään minäsuhteeseen. Jos en olekaan saanut huolenpitoa ja kannustusta nuorempana, olen nyt antanut sitä itse itselleni. Kun olen pitänyt rakastavaa huolta itsestäni, minulta on riittänyt energiaa pitää rakastavaa huolta elämänkumppanista ja läheisistä ystävistä. Olen löytänyt turvan kodistani, työhuoneeni rauhoittavasta ilmapiiristä, puolierakon elämäntavasta – ja loppujen lopuksi: vahvistuneesta mielestäni. Vanheneminen auttaa tässä, tyyneys lisääntyy elämänkokemusten kertymisen myötä.

Theravadamunkki Ajahn Brahm kysyy kirjassaan[29], milloin on tärkein aika, ja vastaa: nyt. Kuka on tärkein ihminen? Se, jonka kanssa parhaillaan olet (jos yksin, minä). Mikä on tärkeintä, mitä pitää tehdä? Pitää huolta (myös itsestään).

---

29. *Die Kuh, die weinte (vap. suom. Varpu Tavi)*

LOHIKÄÄRME

Lohikäärme on henkinen voimaeläin. Se kuuluu Puun muuttuvaan vaiheeseen ja liittyy Maksaan ja Sappeen ihmiskehossa. Lohikäärmeen vuodenaika on kevät, ja sen väri vihreä. Sen vallitsevia tunteita ovat ärtymys sekä viha. Lohikäärme-qigongin harjoittaminen tekee hyvää Maksalle.

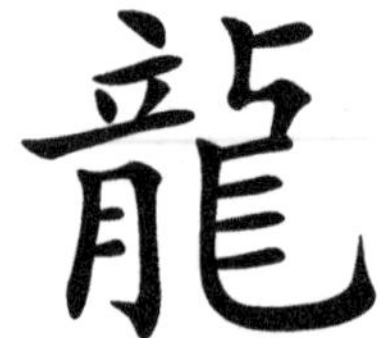

PUUN MUUTTUVA VAIHE

Maksan tärkeä tehtävä on kiinalaislääketieteen mukaan qin liikuttaminen. Maksa pitää kehon energian virtaamassa, kontrolloi jänteitä ja nivelsiteitä sekä varastoi verta. Maksan sanotaan myös olevan "sielun talo". Sapen mielenkiintoisena kiinalaisena lisätehtävänä sappinesteen erityksen lisäksi on avustaa ihmistä tunteiden säätelyssä ja päätösten teossa. Stephen Gascoignen mukaan Maksaa on perinteisesti pidetty "kenraalina", jonka tehtävänä on suunnitella ja huolehtia kaiken toiminnan säätelemisestä. Sappirakko toteuttaa nämä suunnitelmat, ja siksi rohkeus ja päätöksenteko ovat tämän elimen aluetta.

Tavallisimpia oireita, jotka Kiinassa liitetään heikkoon maksan terveyteen: jänteiden ja nivelsiteiden ongelmat, turvotukset ja kystat, hyvä- tai pahalaatuiset kasvaimet, lievä masennus, glaukoomat, punaiset ja kutiavat silmät, epilepsia ja huimaus, migreeni, kutiava iho, PMS-oireet, korkea verenpaine, ummetus ja raivokohtaukset.

Maksaan vaikuttaa qin vapaan virtauksen estyminen. Syynä qin salpautumiseen ovat tavallisesti tunne-elämän häiriöt, muita syitä ovat liiallinen makean ja rasvaisen ruoan syöminen sekä ilmastotekijät.

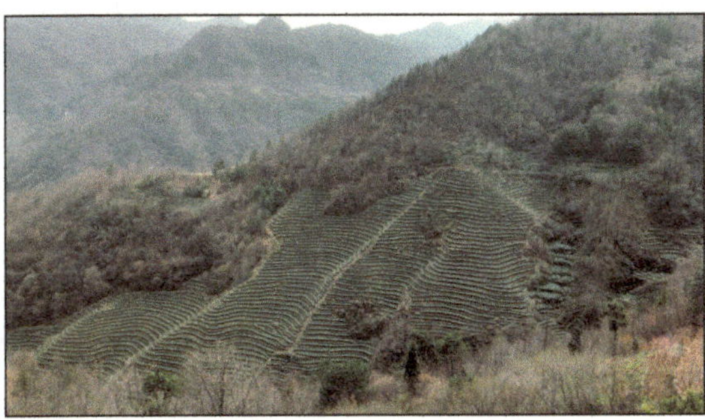

KUN ÄLY JA TIEDOT NOUSIVAT ESILLE, SAAPUI SUURI TEESKENTELY

*"Tieteen kenttä ja tarkoitus ymmärretään valitettavasti väärin,
kun sen kuvaama maailmankaikkeus sekoitetaan siihen
maailmankaikkeuteen, jossa ihminen elää. Tiede puhuu
todellisen maailmankaikkeuden symbolista, ja tämän symbolin
käyttöarvo on paljolti samanlainen kuin rahan. Se on kätevä
ajansäästäjä käytännön järjestelyjä varten. Mutta symbolista
tulee taakka, jos sekoitetaan raha ja rikkaus,
todellisuus ja tiede."*
Alan Watts

Länsimainen lääketiede on kehittynyt huimaa vauhtia viimeisten sadan vuoden aikana, erityisesti lääketieteen teknologia ja farmasia. Jossakin vaiheessa useimmat lääkärit ovat kuitenkin hukanneet parantamistaidon viisauden ja kadottaneet kyvyn nähdä ihminen kokonaisuutena (tai he ovat kadottaneet mahdollisuuden siihen). Länsimainen lääketiede ja lääkärit ovat luovuttaneet lääketeollisuudelle vallan ohjata lääketieteen kehitystä. Lääketeollisuuden etu tietysti on saada mahdollisimman paljon lisää sairauksia mukaan tautiluokitukseen sekä mahdollisimman alas painettuja viitearvoja, jotta saadaan lisää ihmisiä lääkitystä "tarvitsevien" piiriin. Lääkärit ovat luovuttaneet myös jatkokoulutuksensa lääketeollisuuden hoidettavaksi. Samaan aikaan lukuisat potilasyhdistykset ovat luopuneet riippumattomuudestaan ja suostuneet yhden lääkeyrityksen rahoittamaksi – aivopestäviksi uskomaan, että juuri kyseisen yrityksen valmiste olisi kilpailijoita parempi.

Alleviivaan nyt painokkaasti, etten ole lääkevastainen. Olen medikalisaation vastainen. Olen sitä vastaan, että lääkettä saatetaan määrätä automaattisesti, ilman sen pohtimista, ajaisivatko elämäntapakorjaukset tai jokin täydentävä hoitomuoto saman asian. Niitä määrätään myös usein markkinoinnin aivopesemänä, koska kuvitellaan lääkkeen olevan tehokas, suhteellisen vaaraton, parempi kuin halvemmat vastaavat tai ylipäätään kilpailijat. Ben Goldacre penkoi kirjaansa Bad Pharma varten tietoja ja tilastoja siitä, miten lääketieteellinen tutkimus palvelee potilasta. Tulos oli karmaiseva. Goldacre huomauttaa, että kun lähtötilanne on se, että lääketeollisuus rahoittaa noin 90 % tutkimuksista, ei voida olettaa, että tutkimus olisi riippumatonta. Huolimatta tutkijoiden, viranomaisten ja poliitikkojen enimmäkseen ponnettomista yrityksistä säädellä tutkimustyön riippumattomuutta, todellisuudessa lääketeollisuus vaatii tutkijoilta kirjallisen sopimuksen, jolla he luovuttavat yritykselle oikeuden päättää, mitä osia tutkimustuloksista julkistetaan, tai julkistetaanko niitä ylipäätään ollenkaan. Tutkimustuloksia saatetaan manipuloida myös siten, että lähtöasetelmana on tutkittava lääkeaine vs. hyödyttömäksi tunnettu kilpailija. Myös hyväksi tunnettua kilpailijaa saatetaan käyttää, mutta järjettömän pienellä tai järjettömän suurella annostuksella. Näin saadaan helposti tuotetuksi toivottu lopputulos: lääkeaine on tilastollisesti merkitsevästi parempi tarkoitukseensa kuin placebo tai kilpailijan tuote. Goldacren mukaan yleisiä ovat myös liian lyhytkestoiset tutkimukset, tutkimusten lopettaminen liian varhain tai jatkaminen pitkään, riippuen siitä missä vaiheessa tutkimusta tulokset vaikuttavat lupaavimmilta. Tutkimukset saattavat olla liian pieniä tarkoitukseensa, ja joskus niiden tulokset ovat täysin epäinformatiivisia (kuten Goldacre huomauttaa: potilasta kiinnostaa enemmän se, jääkö hän eloon, kuin se, mitkä hänen veriarvonsa mahtavat olla).

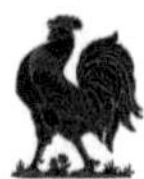

Lääketeollisen tutkimuksen manipuloinnin keinot eivät lopu tähän. Lääketeollisuus tuottaa myös tutkimuksia, joissa kasataan yhteen toisiinsa liittymättömiä tuloksia, ja piilotetaan massan joukkoon haitalliset tulokset. Joissakin tutkimustuloksissa on jätetty täysin huomiotta tutkimuksen syystä tai toisesta keskeyttäneet koehenkilöt. Sellaisiakin tapauksia on, joissa tutkimuksen päätulos muutetaan tutkimuksen päätyttyä. On myös tutkimuksia, joissa on havaittu, ettei lääkeaine toimi kaikilla, niinpä tulokset kohdennetaan johonkin alaryhmään, vaikkapa 55–75-vuotiaisiin latinomiehiin. Sillehän lääketeollisuus ei sitten mitään voi, että lääkettä määrätään muillekin ryhmille, koska lääkäreiden tiedot perustuvat markkinointiväitteisiin, joissa mieluusti piilotetaan ikävät rajoitukset. Tutkimusten yksi iso ongelma on myös koehenkilöiden valinta. Amerikassa lääkeyritysten koekaniinina toimiminen on köyhän väen ansiotulon lähde. Koehenkilöt ovat nuoria opiskelijoita, asunnottomia alkoholisteja, latinoja jne. Tutkimuksia tehdään paljon myös kehittyvissä maissa. Näin saadaan painettua kustannuksia alas. Goldacre esittää aiheellisen kysymyksen: kuinka hyvin on rinnastettavissa esimerkiksi botswanalaismiehillä tehty tutkimus japanilaismiehiin?

Lääketutkimuksissa ei perinteisesti ole otettu huomioon myöskään sukupuolten välisiä eroja reaktioissa lääkkeisiin. Lääkevaikutusten naisnäkökulma on vaiettu asia, koska sukupuolierojen huomioimatta jättäminen on kustannustehokkaampaa. Vuonna 2020 julkistettu koostetutkimus osoitti tämän virhelähteen lääketutkimuksissa. Sen seurauksena naisia usein ylilääkitään, ja heille ilmaantuu enemmän sivuvaikutuksia kuin miehille. Tutkijoiden tulosten mukaan enemmistö FDA:n (Amerikan lääkeviraston) hyväksymien lääkkeiden si-

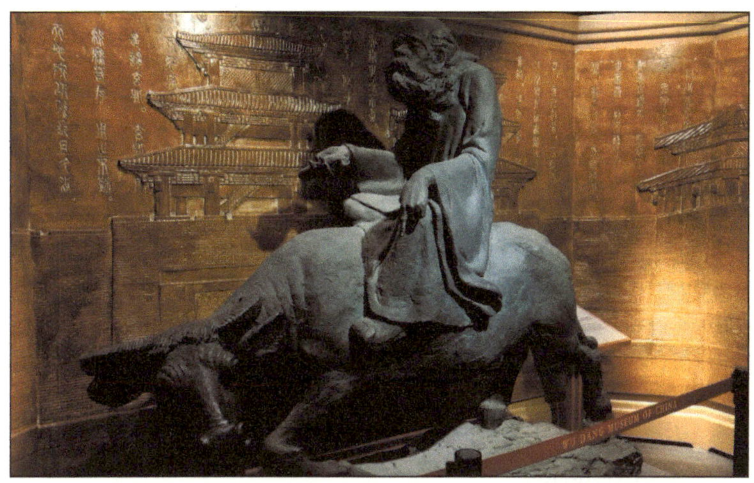

vuvaikutuksista ilmeni naisilla (kohonneina veren pitoisuuksina ja hitaampana poistumisena kehosta). Tutkimustulos ei ollut selitettävissä miesten keskimäärin korkeammalla painolla. Tutkijat toteavat, että saman lääkeannoksen määrääminen naisille ja miehille johtaa naisilla useammin haitallisiin sivuvaikutuksiin.

Lausannen yliopistollisessa sairaalassa työskentelevä syöpäsairauksiin erikoistunut Anna Dorothea Wagner toteaa lehtihaastattelussa, että jo parin vuoden ajan hänen mieltään on kalvanut epäilys, ettei syöpälääkkeissä kaikki ole kohdallaan. Hänen havaintojensa mukaan syövänhoidon ensiapuosastolle tuodaan useammin naisia kuin miehiä. Jopa syöpään sairastuessaan nuoret ja hyväkuntoiset naiset joutuvat sairaalaan miehiä useammin normaalien syöpähoitojen, joskus hengenvaarallistenkin, sivuvaikutusten vuoksi. Pohdittuaan asiaa kaikista eri näkökulmista Wagner on tullut siihen tulokseen, että kyse on siitä, että potilaat ovat naisia. Miehillä on enemmän lihasmassaa ja vähemmän rasvaa kehossaan, mikä Wagnerin mukaan vaikuttaa siihen, miten lääkeaine imeytyy kehossa. Se ei kuitenkaan ole ainoa tekijä: naisilla lääkkeiden poistumisessa vaikuttavien entsyymien tuotanto on erilainen, heidän munuaisensa toimivat heikommin ja heidän vatsalaukkunsa tyhjenee hitaammin. Wagner peräänkuuluttaakin sukupuolisidonnaisia näyttöön perustuvia annosteluohjeita.

Saksan Lääkärilehdessä on kiinnitetty huomiota myös koronatutkimusten yksipuolisuuteen: niissä ei sukupuolten välisiä eroja ole juurikaan otettu huomioon. Lehdessä julkaistun artikkelin mukaan tämä epätietoisuus johtaa usein oikeanlaisen hoidon viivästymiseen. Lehden mukaan sukupuolten välisiin eroihin painottuva lääketieteellinen tutkimus on vielä liian vähäistä.

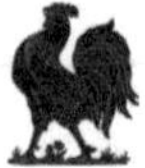

Joskus tutkimukset eivät edes ole tutkimuksia, vaan tutkimukseksi naamioituja markkinointiprojekteja. Lääkkeiden mediamainonta on useissa länsimaissa kielletty. Vanhastaan lääketeollisuus on käyttänyt lääkäreitä markkinointinsa kohteina ja välineinä. Kun lääkäreille maksetuista rojalteista on noussut kohu, lääketeollisuuden on pitänyt hiukan siistiä toimintaansa. Niinpä lääketeollisuuden markkinamiesten on ollut keksittäviä luovia keinoja kiertää ohjeita. Potilasyhdistykset ovat yksi keino. Toinen melko uusi ilmiö on julkkisten palkkaaminen keulakuviksi tietyille lääkkeille. Kun tunnettu henkilö haastattelussa "antaa kasvot" jollekin sairaudelle ja mainitsee saaneensa avun siitä tai tästä lääkkeestä (tai ravintolisästä), uskomme kovin sinisilmäisesti, että kyseessä on vilpitön avautuminen, vaikka kyseessä usein on maksettu keulahahmona esiintyminen eli mainoskielellä testimoniaali. Kannattaa esittää aina kysymys: kuka hyötyy. Muistelen nähneeni Suomenkin mediassa samankaltaisen ilmiön.

Länsimaisen lääketieteen utopia, jossa tiede korjaa omia virheitään, toimii siten vain pieneltä osin, ja pikemminkin teoriassa kuin käytännössä. Yksittäisen lääkärin on täysin mahdotonta seurata kaikkea tehtävää tutkimustyötä, seuloa niistä olennaisimmat ja luotettavimmat tulokset, ja toimia potilaan kanssa yhteistyössä juuri kyseiselle potilaalle sopivimman lääkkeen löytämiseksi. Teoriassa se olisi mahdollista. Se vaatisi vain lainsäätäjilta ja valvovilta viranomaisilta enemmän ymmärrystä ja varsinkin tahtoa muuhun kuin kosmeettiseen puuhasteluun. Erityisesti Euroopan lääkevirasto EMA on osoittanut niin käsittämätöntä lepsuutta, että mielessäni herää jo epäilys, kuka maksaa ja kenelle. Jollei kyse olekaan suoranaisesta korruptiosta, niin ainakin siellä kuljetaan vahvasti lobbaajien talutusnuorassa. Se sallii johtajansa siirtymisen lyhyellä varoitusajalla lääketeollisuuden palvelukseen (normaalisti viroissa ja yrityksissä on karenssi näitä tilanteita varten), se asettuu kaikissa kannanotoissaan lääketeollisuuden kaupallisen hyödyn puolelle potilasturvallisuutta vastaan, väitteiden mukaan pimittää tutkimustietoa vastustaen kaikkea päätöksenteon läpinäkyvyyttä.

Länsimainen lääketiede ja lääkärikunta on tullut vedenjakajalle: sen pitää kyetä siirtymään lääketeollisuuden marionetista tasaveroiseksi yhteistyökumppaniksi niin lääkefirmojen kuin lainsäätäjien ja valvovien viranomaisten kanssa. Lääketieteellinen tutkimustyö on palautettava puolueettomaksi ja tiukan tieteelliseksi. Kaikkien tutkimustulosten pitäisi olla saatavissa kokonaisuudessaan. Haitallisista sivuvaikutuksista pitää olla kattava tieto, ja negatiivisetkin tutkimustulokset rekisteröitävä.

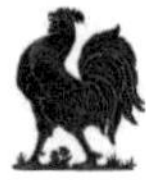

Ei pidä kuitenkaan tuudittautua luuloon, että länsimainen lääketiede on musta ja täydentävä lääketiede valkoinen (tai päinvastoin). Eihän se elävässä niin mene. Olen nähnyt väitteitä, että myös homeopaattinen lääketeollisuus painostaa kriittisesti kirjoittavia blogisteja ja toimittajia. Enkä yhtään hämmästyisi, jos on niin, että niiden myyntiedustajat käyvät homeopaattien vastaanotoilla ilmaisnäytteiden ja muun kivan rekvisiitan kanssa. Oletettavasti homeopaatitkin käyvät koulutuksissa ja konferensseissa homeopaattisen lääketeollisuuden kustantamina?

Tällä kommentilla en ota kantaa homeopatian toimivuuteen, sillä näen nykyisessä kotimaassani Saksassa koko ajan, että monissa tavallisissa ja kroonisissa vaivoissa se toimii. Usein jopa paremmin kuin virallinen lääketiede. Enkä ihan allekirjoita, että kyseessä olisi pelkällä placebolla selitettävissä oleva vaikutus, oletan että kyse on kokonaisvaltaisemmasta, ihmisen psyyken huomionottavasta parantamisesta. Saksalaiseen perinteeseen kuuluu kuitenkin terveydenhoidon valinnanvapaus. Jokainen saa valita, käyttääkö pelkästään virallista lääketiedettä vai pelkästään vihreää lääketiedettä – vai molempia kuten minä. Useimmiten ja enimmäkseen selviän vihreällä lääketieteellä, mutta joskus olen tarvinnut kovempia menetelmiä.

Luin talouslehdestä (2024), että Saksassa myydään vuosittain yrttilääkkeitä, homeopaattisia ja antroposofisia valmisteita noin 160 miljoonaa pakkausta. Vihreän lääketeollisuuden liikevaihto on 2,3 miljardia euroa vuodessa. Perinteisissä homeopatialääketehtaissa potensointi tehdään käsin, "jotta lääkkeen valmistavan ihmisen energia siirtyy valmisteeseen"[30]. Joten tässä sivutaan taas myös energiahoitoja.

Saksassa olen lukenut muutamien homeopaattilääkäreidenkin toteavan, etteivät he tiedä, millä perusteella homeopatia toimii, kun homeopaattisissa valmisteissa ei potensoinnin jälkeen aina ole mitään kemiallisesti mitattavissa olevaa vaikuttavaa ainetta sokerin ja veden lisäksi. Yrttilääkeaineita laimennetaan niin, ettei lopulta ole jäljellä kuin 1/1000 000 tai vähemmän. Veden muisti ei niiden toimintaa selvitä, sillä uusimman tutkimustiedon mukaan veden muisti kyllä todellakin on olemassa, mutta se kestää fysikaalisesti vain 50 femtosekuntia – ja yksi femtosekunti on sekunnin miljardisosan tuhannesosasekunti.

Uusin homeopatiatutkimus kuitenkin on löytänyt useampia erilaisia selitysreittejä mutta mikään niistä ei ole saavuttanut konsensusta alan lääkäreiden ja terapeuttien parissa. Lääkäri ja terveysfilosofi Aki Loikkasen mukaan homeopatia tullaan joskus vielä selittämään epigeneettistä reittiä. Miten, sitä hän ei tarkemmin tullut eläessään minulle kertoneeksi. Lisää tietoa odotellessa pidän asenteeni homeopatianeutraalina, mutta suhtaudun siihen aivan yhtä kriittisesti, analyyttisesti sekä samalla intuitiivisesti ja kiinnostuneesti kuten kaikkeen muuhunkin.

Olen kokeillut homeopatiaa lymfaturvotukseen. Kyse oli niin kutsutusta lääketieteellisestä homeopatiasta, jossa käytetään pillereitä, joissa vielä on mitattavammin yrttilääkeaineita. Siitä ei ollut apua nokkosteetä enempää. Saksassa bioapteekkeja on perinteisten apteekkien rinnalla, usein myös sama apteekki myy molempia, niin virallisen länsimaisen lää-

---

30. *Natalie Reckeweg, Dr Reckeweg & Co, Wirtschaftswochen 41/24 haastattelussa*

ketieteen kuin homeopaattisen lääketieteenkin valmisteita. Kuten meidän pikkukylämme ainoa apteekki. Pyrkimykseni on päästä eroon verenpainelääkkeestä, jota viime vuosina olen joutunut käyttämään, mutta etenen pikkuhiljaa kokeillen ja päivittäin verenpaineeni mitaten. Täydennän lääkitystä ayurvedisilla ravintolisillä. Sen olen havainnut, että verenpaineeni on stressistä johtuvaa ja stressini täysin sisäsyntyistä, oman mielen synnyttämää.

Kiinalaista yrttilääketiedettäkin tutkitaan koko ajan. Miten yrttilääketeollisuus täällä Kiinassa vaikuttaa tutkimustuloksiin, en tiedä. Valtava bisnes se kuitenkin on. Vuonna 2022 perinteisen kiinalaisen lääketieteen business globaalilla tasolla oli suuruudeltaan yli 216 miljardia US dollaria. Suunta on kasvava, ennusteen mukaan se tulee vuoteen 2032 mennessä olemaan yli 420 miljardia.

Käytännössä olen huomannut, että aasialaisten perinteisten lääkkeitten valmistajat ilmoittavat samalle vaikuttavalle aineelle täysin eri vaikutuskohteita. Ostin kerran Singaporessa kokeilumielessä (kirjallisuuden perusteella) unihäiriöihin ja turvotukseen vaikuttavaa yrttivalmistetta. Kun sitten myöhemmin luin pakkausselosteen niin kyseisen valmistajan mukaan yrttilääke auttoi yöllisiin siemensyöksyihin. Todistettavasti minulla ei sitä yrttilääkettä käytettyäni esiintynyt yöllisiä siemensyöksyjä.

Lisäksi monen valmisteen väitetään olevan peräisin esimerkiksi Himalajan vuoriston villiyrteistä. On mahdotonta, että villiyrttejä pystyttäisiin niin suuressa mittakaavassa poimimaan. Usein yrtit kasvatetaan laboratorioissa. Villi luonto lienee siten useimmiten vain mielikuvamarkkinointia, vähän samaan tapaan kuin luomuviljellyt tai villinä kasvavat kiinalaiset gojimarjat. Kiinassa luomuviljely on täysin lapsenkengissä, vasta pioneerivaiheessa, eikä siitä laajemmin tiedetä vielä mitään; eikä Kiinassa tunneta mitään kuluttajansuojalakeja. Vastuu on aina ostajalla.

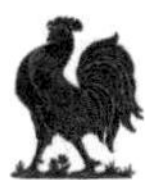

Länsimainen lääketiede on minun ja lukemattomien muidenkin asiaa pohtineiden mielestä kriisissä tai ainakin älyllisessä umpikujassa. Kun hoito perustuu oireiden poistamiseen lääkkeillä, ei sairauden ydintä havaita. Ei puututa niihin tekijöihin, jotka sairauden takana ovat. Katsotaan oiretta, ei ihmistä. Tämä johtaa käytännössä terveyden täyteen medikalisointiin, lääkeketjuihin, joissa aina seuraava lääke määrätään edellisen sivuvaikutuksiin. Kun ajattelen esimerkiksi äitini sairausketjua, ensin hänelle määrättiin vuosikausia kortisonia astmaan. Kortisoni aiheutti hänelle osteoporoosin. Osteoporoosia hoidettiin lääkkeellä, jonka harvinaisena sivuvaikutuksena saattaa olla leukaluun haurastuminen. Näin kävi äidilleni, jonka hampaita ei sen jälkeen pystytty korjaamaan, vaan hänen oli siirryttävä soseruokaan.

Chronin tautiin määrätyissä lääkkeissä saattaa sivuvaikutuksena olla kolesteroliarvojen nousu, siihen määrätään sitten statiineja, joiden mahdollisia sivuvaikutuksia ovat lihas- tai maksavauriot, diabetesriskin lisääntyminen tai sekavuus ja muistihäiriöt, niihin sitten määrätään taas uusia lääkkeitä. Riski-hyöty-analyysi on maallikolle liian vaikeaa, se olisi lääkärin tehtävä. Havaintojeni mukaan lääkärit määräävät useimmiten lääkkeitä pelkästään oletetun ja odotetun hyödyn perusteella, mahdolliset sivuvaikutukset voi potilas sitten lukea pakkausselosteesta.

Olisi kuitenkin älyllistä itsepetosta uskoa, että täydentävä lääketiede tai kiinalainen lääketiede olisivat kaikissa suhteissa parempi vaihtoehto. Edellä kirjoittamani kriittiset kommentit täydentävästä lääketieteestä tarkoittavat, että siihen tulee suhtautua yhtä kriittisesti kuin viralliseen lääketieteeseenkin. Länsimaisen ja aasialaisen maailmankuvan erilaisuus on kuitenkin otettava huomioon kumpaakin parannustaitoa arvioitaessa.

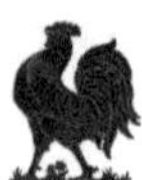

Länsimainen lääketiede alkoi muuttua joskus 1950-luvulta lähtien. Goldacre toteaa, että vasta viimeisten parin sukupolven aikana on koottu hyvälaatuista todistusaineistoa toimivista hoidoista. Nykyään on olemassa lamaannuttava vyöry tutkimusdataa, ongelma on sen suodattaminen selkeäksi ja helposti saatavaksi tiedoksi. Oma visioni on, että kaiken tutkimusinformaation (myös negatiivisten tulosten, ja myös täydentävää lääketiedettä koskevien) tulisi olla yhdessä tietopankissa, josta lääkäri voi halutessaan poimia tietyillä hakuehdoilla juuri oikean, puolueettoman ja rahoittajista riippumattoman, tutkimusnäytön sekä hoitoehdotukset (myös elämäntapoihin liittyvät) potilaalleen. Kunkin potilaan hän kohtaa yksilönä ja kokonaisena ihmisenä hoitotilanteessa. Hakuehdoissa pitäisi siis olla mahdollista yksilöllistää haku, rajata reunaehdot, ottaa huomioon potilaan muu lääkitys ja terveydentila jne. Olen aivan varma, että algoritmien suunnittelijat ja nörttivelhot pystyisivät tähän. Maksamaan tämä tulisi, mutta ei varmasti yhtään enempää kuin mitä nykyisin maksamme välillisesti lääketeollisuuden markkinointikuluja.

Meitä yli 60-vuotiaita on väestöstä koko ajan yhä isompi osa. Me tämän hetken kuusikymppiset olemme suhteellisen hyväkuntoisia, mutta nähtäväksi jää, millaisessa kunnossa ovat nykyiset teini-ikäiset tässä vaiheessa. Yhä useampi nuori on fyysisesti huonossa kunnossa, ja yhä useampi sairastuu aikuistyypin diabetekseen jo nuorena. Yhteiskunnan kustannukset nousevat kestämättömiksi, jollei rakenteita radikaalisti uusita. Tällä hetkellä käynnissä olevat kustannussäästöt ovat lähinnä takapuoli edellä puuhun kiipeämistä ja rahan siirtämistä taskusta toiseen. Suomessa terveydenhoito on jo nyt tilanteessa, jossa se ei pysty hoitamaan edes lakisääteisiä velvoitteitaan. Yksityisiä terveydenhoito- ja hoivapalveluja on hyvin monen tasoisia, tasokkaimmat yleensä vain varakkaimpien saavutettavissa. Näin on myös valintakotimaassani Saksassa.

Tämä on yhteiskunnallinen tilanne, jossa ei ole mielekästä tarrautua kuvitelmaan länsimaisen lääketieteen ja länsimaisen lääketieteellisen tutkimuksen kaikinpuolisesta ylemmyydestä. Tosiasioiden valossa virallisen lääketieteen kaikkivoipaiseen erehtymättömyyteen uskominen on joko tyhmyyttä, teeskentelyä tai itsepetosta. Siinä on omat ongelmansa ja heikkoutensa aivan kuten täydentävässä lääketieteessäkin. Molemmissa on myös omat vahvuutensa. Niitä tarvitaan täydentämään toisiaan.

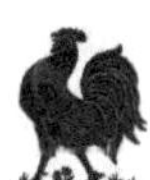

Lännessä on laajemmassa määrin omaksuttu kiinalaisesta lääketieteestä yksi irrallinen osa: akupunktio. Kiinassa akupunktio ei ole pääroolissa, vaan perinteiset lääkkeet. Tavallisimmin lääkkeet valmistetaan yrteistä. Saksassa sairaskassat korvaavat jatkokoulutuksen saaneen lääkärin antaman akupunktiohoidon eräissä kroonisissa kiputiloissa. Puolueettoman kuluttajatutkimuslaitoksen Stiftung Warentestin selvityksen mukaan akupunktio toimii migreenin, pää- ja niskasärkyjen, selkä- ja kylkikipujen sekä pahoinvoinnin lieventämisessä. Oman kokemukseni mukaan akupunktio on huomattavasti tehokkaampi lievityskeino polven nivelrikkosärkyyn kuin 600 mg ibuprofeeni. Akupunktiota voidaan pitää melko turvallisena hoitomuotona, vakavammat sivuvaikutukset ovat erittäin harvinaisia.

Saksassa on yksityisiä klinikoita, joissa koululääketieteen ja täydentävän lääketieteen yhteistyö jo toteutuu. Esimerkiksi eräällä müncheniläisklinikalla kaksi lääkäriä hoitaa hyvällä menestyksellä yhteistyössä syöpäpotilaita, toinen antaa koululääketieteen hoidot kuten kemoterapian ja toinen vastaa kiinalaisen perinteisen lääketieteen täydentävistä hoidoista. Sellainenkin ihme saattaa Saksassa tapahtua, että virallisen lääketieteen lääkäri kirjoittaa potilaalleen lähetteen kiinalaisen lääketieteen lääkärille, sen jälkeen kun koululääketieteen keinot on käytetty ja tehottomiksi havaittu esimerkiksi kroonisen ihosairauden hoidossa. Minun omalääkärini on sisätauteihin erikoistunut, toimii yleislääkärinä omalla vastaanotollaan kuten täällä on tapana – lisäksi hän on myös koulutettu akupunktiolääkäri.

Minulla on unelma. Unelmassani jokaisessa terveyskeskuksessa on nykyisten toimintojen lisäksi integroituna elämäntapa- ja täydentävien hoitojen osasto. Ne ovat kaikki älyterveyskeskuksia ja älysairaaloita, jotka ovat lääketeollisuudesta riippumattoman informaation saannin ja kaiken informaation siirron kannalta optimoituja. Parantamisen ja paranemisen inhimillistä näkökulmaa ei niissä kuitenkaan ole unohdettu. Älysairaalan tarkoituksena tulee olla se, että se antaa lääkärille aikaa kohdata potilaansa. Tietyissä tilanteissa nettilääkärin vastaanotto on erittäin hyödyllinen, kuten esimerkiksi matkoilla ollessa tai jos satut asumaan Sevettijärvellä.

Ihminen kuitenkin pysyy ihmisenä ja tarvitsee parantuakseen toista ihmistä, kosketus- ja keskusteluhoitoja enemmän kuin älypuhelinsovelluksia. Ihminen tarvitsee myös vinkkejä elämäntapoihin parantuakseen pysyvästi tai oppiakseen elämään kroonisen sairautensa tai vammansa kanssa, tietenkin omilla ehdoillaan. Unelmieni terveyskeskukset ja sairaalat muistuttavat lähinnä kylpylöitä ja wellness-keskuksia, ne ovat kaukana nykyisistä terveystehtaista. Niissä on tietysti myös hiljentymis-, meditaatio- ja rukoustila (jokainen voi valita käyttötarkoituksen vakaumuksensa tai elämäntapansa mukaan) sekä ohjattua terveysqigongia ja restoratiivista joogaa.

Tietysti se kaikki maksaa. Mutta kumpi mahtaa maksaa yhteiskunnalle enemmän: elämänlaatunsa ratkaisevasti ja mahdollisimman pysyvästi parantanut ihminen vai jatkuvasti (usein vaihtuvienkin) vaivojensa kanssa kipuileva ikuinen potilas, joka kiertää lääkäriltä toiselle, näyttämässä milloin selkäänsä, milloin keuhkojaan, milloin genitaalejaan?

Tosiasiassa ei tarvita kuin ennakkoluulotonta ajattelua laatikon ulkopuolelta. On aika lopettaa suuri teeskentely, että terveydenhoitomme perusta on kunnossa, ja ongelmana on vain valtion rahapula ja säästötoimenpiteet. Kyse on perustan korjaamistarpeesta, siitä että lähdetään hoitamaan ihmistä eikä yksittäistä sairautta tai ruumiinosaa.

Älysairaalan teknologiahurmio ei pysty poistamaan ihmisen ikävää toisen luo. Mitkään tietokonesovellukset ja omamittauslaitteet eivät poista sitä, että parantamiseen ja paranemiseen liittyy aina pieni mysteeri, epälooginen ja hämärä alue, joka ei ole älyllä selitettävissä.

Viime yönä heräsin ja kirjoitin aina sänkyni vieressä olevaan yöajatusten muistilehtiöön ideani: tarvitaan palliatiivista joogaa! Palliatiivinen lääketiedehän hoitaa sellaisten potilaiden oireita, joiden paranemisennuste on heikko tai olematon. Palliatiivisella lääketieteellä on tarkoitus parantaa potilaan elämänlaatua, vähentää kipuja ja tehdä olo mahdollisimman siedettäväksi. Uneen ja valveen rajalla mietin, että jooga voisi helpottaa paitsi fyysistä oloa myös kuoleman pelkoa. Aamulla tein nopean nettihaun, ja havaitsin taas kerran, että tämäkin pyörä on jo keksitty. Joogaa käytetään myös alzheimerpotilaiden muistin virkistämiseen. Taas yksi vahvistus ajatukselle, että länsimainen lääketiede toimii parhaiten, kun siihen yhdistetään täydentäviä hoitoja.

Pidän epäterveenä ja hyvin rajoittuneena ajatusta, että järki olisi jotenkin tunteiden ja intuition yläpuolella. Molempia tarvitaan. Kuten minulla on jo vuosia ollut tapana sanoa: "Pidä mielesi avoimena, mutta älä niin avoimena, että aivot lentävät taivaan tuuliin!"

Dalai-lama kirjoittaa: *"Kaikkein tärkeintä on varmaankin varmistaa, ettei tiede koskaan irtoa omille teilleen muita kanssamme eläviä olentoja kohtaan kokemastamme myötäelämisen tunteesta. - - Tiede on ensiarvoisen tärkeää, mutta se on vain yksi ihmiskunnan käden sormista, ja sen suurin potentiaali voidaan toteuttaa vain jos voimme harkiten tämän muistaa. Muutoin meitä uhkaa tärkeysjärjestyksen hukkaaminen. Ihmiskunta voi päätyä silloin palvelemaan tieteellistä kehitystä eikä toisinpäin."*[31]

---

31. *Maailmankaikkeus atomissa*

HOIDA ASIAT, ENNEN KUIN NE OVAT EDESSÄSI

"Lääkkeen käyttäminen siinä vaiheessa, kuin sairaus on puhjennut, on kuin alkaisi kaivaa kaivoa vasta janon tultua."
Keltainen keisari Huangdi

Jo yli 2000 vuotta sitten lausui kiinalaisen lääketieteen isä Huangdi kuuluisan lauseensa: *"Kiinalaislääkärin voidaan katsoa epäonnistuneen, jos potilas hänen hoidostaan huolimatta sairastuu. Ennaltaehkäisy on parempaa kuin parantaminen"*.

Sairauksien ennaltaehkäisyn kulmakivet ovat tietenkin ruokavalio, liikunta ja henkisen kunnon hoitaminen. On tietenkin sairauksia, joiden torjuminen ei ole ihmisen omassa vallassa, mutta vanhenemiseen liittyvien rappeutumisilmiöiden ehkäiseminen onnistuu elämäntapavalinnoilla. Ruokavaliosta ja liikunnasta olen jo kirjoittanut, samoin kuin keskeisistä tavoista vaalia henkistä kuntoa. Henkisen kunnon tärkein elementti on kuitenkin oman elämän polttoaineen, merkityksen tai tarkoituksen löytäminen. Merkitys elämälle voi tulla mistä tahansa, mitä pidät tärkeimpänä elämässä: perhe-elämästä, käsityötaidosta, vapaaehtoistyöstä toisten auttamiseksi, piirtämisestä; tai vaikkapa rakkaudesta, kirjoittamisesta ja puutarhanhoidosta, kuten minulla.

Hector García ja Frances Miralles esittelevät kirjassa Ikigai kaksi mielenkiintoista psykiatrian lähestymiskulmaa pitkän elämän salaisuuteen: *Viktor Franklin* logoterapian sekä *Shoma Moritan* Morita-terapian.

Frankl oli Auschwitzista hengissä selvinnyt juutalainen psykiatri, jonka mukaan ihminen ei määrittele itseään kuten Jean-

Paul Sartre on sanonut, vaan etsii elämänsä tarkoituksen. Elämän tarkoitus on yksilöllinen, ja se saattaa muuttua elämän varrella montakin kertaa. Franklin näkemys oli, että samalla tavoin kuin voimakasta pelkoa vastaan taisteleminen lamaannuttaa, liiallinen yrittäminen eli hyperintentio estää toiveita toteutumasta. Tahdonvoimalla ihminen voi katkaista kierteen tai vapautua ahdistuksesta. Ihmisellä on myös valta valita, käyttäytyykö hän toisia ihmisiä kohtaan kauniisti vai häijysti. Ihmisen käytös ei ole seurausta olosuhteista, vaan oma päätös.

Japanilainen zenbuddhalainen psykiatri Shoma Morita on kehittänyt terapiamuodon, jonka lähestymistapa on päinvastainen kuin länsimaissa. Länsimaissa on vallalla käsitys, jonka mukaan ajatuksilla voi vaikuttaa tunteisiin ja sitä myöten käytökseen. Moritan terapiamuoto opettaa potilaita hyväksymään tunteensa pyrkimättä ohjailemaan niitä. Morita-terapia (ja zen) perustuvat siihen, että tunteita ei ole tarpeen kontrolloida, sillä muutoksen synnyttää toiminta. Länsimaissa pyritään ensisijaisesti hallitsemaan ja muuttamaan ikäviä ajatuksia ja käyttäytymistä. Morita-terapiassa hyväksytään tunteet mutta pyritään luomaan uusia tunteita toiminnan kautta. Moritan mukaan kokemukset ja kertaaminen kehittävät tunne-elämää. Halujen, ahdistuksen, pelon ja huolen tunteista voidaan vapautua vain hyväksymällä ne. Hän esittää vertauksen: *"Kun lyhtypylvääseen kytketty aasi yrittää karata, se pyörii ympyrää ja jää pylvääseen kiinni. Samoin käy ihmisille, jotka torjuvat pakkoajatuksia muilla ajatuksilla. "*

Vaikka tunteita ei voi hallita, jokapäiväisistä teoistaan voi päättää. Sen vuoksi pitäisi aina muistaa päämäärä ja Moritan mantra: *"Mitä nyt täytyy tehdä? Mikä on seuraava siirto?"* Sen muistaa, kun on tietoinen elämänsä "polttoaineesta", merkityksestä ja syvimmästä mielekkyydestä omassa elämässä. Kun sen polttoaineen on löytänyt, sitä pitää vaalia, ja tehdä kaikki valinnat kysyen itseltään: toimiiko tämä sopusoinnussa syvimmän merkitykseni kanssa, edistääkö tämä sitä?

Vihan ja ärtymyksen (jotka ovat Puun olomuotoalueen ja Maksan tunteita) poistamisessa auttaa pysähtyminen. Ennen kuin alat purkaa vihaa ja kaunaa ympärillesi, pysähdy ja hengitä syvään. Kääri ärtymys mielikuvapalloksi, pompottele sitä kunnes koko asia muuttuu toisarvoiseksi. Sitten sen voi puhaltaa saippuakuplana ilmaan.

Olin 47-vuotias, kun aloin ensimmäisen kerran vakavissani miettiä terveyttäni ja kehoni yksilöllistä laatua. Luin endokrinologi Diana Schwarzbeinin kirjoja ja opin perusasioita hormoneista, sokerinarkomaaneista, hyvistä rasvoista, nopeutuvasta metabolisesta vanhenemisesta ym. Luin hänen kirjojaan moneen kertaan. Niistä alkoi yksilöllisen terveyspolkuni etsiminen ja löytäminen.

Schwarzbeinin johtolause oli: "Ihmisen pitää parantua laihtuakseen, ei laihtua parantuakseen". Tämän periaatteen mukaisesti hän kehitti ruokavalion, jolla asteittain tasapainotetaan ja korjataan väärillä ruokatottumuksilla ja elämäntavoilla aiheutuneet aineenvaihdunnan ja hormonitoiminnan häiriöt. Kaikki ihmiskehon toiminnot ovat yhteydessä toisiinsa. Yksi epätasapaino luo toisen epätasapainon. Liiallinen jalostettujen hiilihydraattien syöminen on hormoniepätasapainon tärkein aiheuttaja. Ikääntymiseen liittyvät sairaudet eivät ole geneettisesti määrättyjä, vaan seurausta epäterveestä ravitsemuksesta sekä stressaavista elämäntavoista. Hän myös

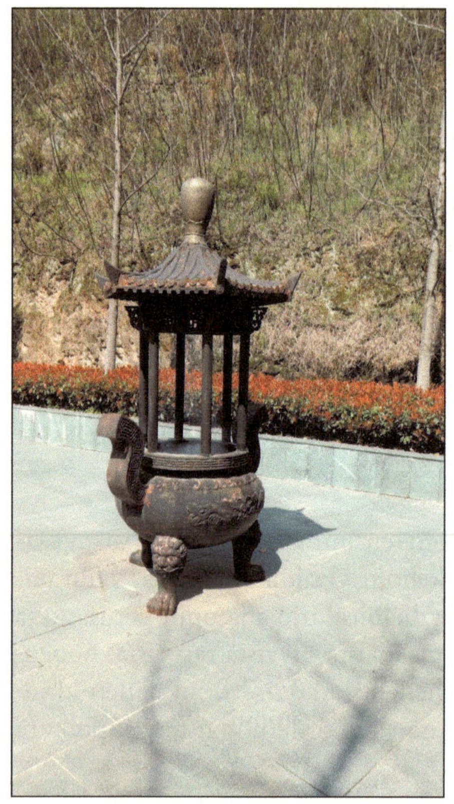

huomauttaa, että laihuus ei tarkoita samaa kuin terveys, vaikka niin usein kuvitellaan. Schwarzbeinin mukaan pitkään jatkunut korkea insuliinitaso synnyttää useita ketjureaktioita ihmisen elimistössä solutasolla. Korkean insuliinitason synnyttäjiä ovat vähärasvainen, runsashiilihydraattinen ruokavalio, laihduttaminen, stressi, alkoholi, tupakka, kofeiini, aspartaami, anaboliset steroidit, huumeet ja liialliset lääkitykset, liikunnan puute sekä liiallinen tai tarpeeton kilpirauhashormonin korvaushoito. Häiriintynyt insuliinin tuotanto sotkee kaikki muut hormonaaliset toiminnot elimistössä. Esimerkiksi naisilla korkeat insuliinitasot johtavat lisääntyneeseen testosteronin määrään, mikä puolestaan heikentää estrogeenejä, mikä johtaa ovulaation poisjäämiseen ja vähentyneeseen progesteronin tuotantoon. Häiriintynyt insuliinitasapaino johtaa myös kohonneisiin adrenaliinin ja kortisolin tasoihin, mikä tarkoittaa, että insuliiniresistentillä on jo kolme hormonia poissa tasapainosta. Ajan mittaan kaikki hormoniepätasapainot johtavat sairastumiseen.

Schwarzbein toteaa, että jokaiselle meistä on geneettisesti määrätty tietty elinikä. Jotta voisimme tavoittaa mahdollisimman pitkän iän, meidän on saavutettava ja säilytettävä terve ja toimiva aineenvaihdunta. Ennenaikaista ikääntymistä vauhdittavat erilaiset huonot elämäntavat, jotka ovat samoja kuin insuliinin nostajat. Schwarzbeinin mukaan on täysin normaalia, että ihminen on 90-vuotiaana insuliiniresistentti. Normaalia sen sijaan ei ole, että insuliiniresistenssi kehittyy jo 25-vuotiaalle. Puhumattakaan lapsista ja nuorista, jotka sairastuvat kakkostyypin diabetekseen!

Schwarzbeinin metodi jakautuu kahtia: paranemisvaiheeseen ja ylläpitovaiheeseen. Elimistön solutason aineenvaihdunta tervehdytetään viiden portaan ohjelmalla. **Ensimmäinen porras** on oikea ravitsemus, jota Schwarzbein kutsuu tasapainotetuksi ruokavalioksi. Tasapainoisessa ruokavaliossa syödään joka aterialla proteiinia, rasvaa ja hiilihydraatteja. Hiilihydraattien määrä ja kalorit ovat ainoita, joita tarkkaillaan. Välipalan pitäisi koostua vähintään hiilihydraateista ja proteiineista. Tärkeätä on syödä oikeaa ruokaa, toisin sanoen ruokaa, jonka periaatteessa voisi viljellä, pyydystää, metsästää tai kerätä.

Toinen porras on stressinhoito. Stressi aiheuttaa kaikkiin elimistön hormonitoimintoihin epätasapainon. Stressiä voi synnyttää myös liika urheilu tai laihduttaminen.

Kolmas porras on liikunnanharrastus. Aktiivisesti liikuntaa harrastavat syövät tässä menetelmässä enemmän hiilihydraatteja kuin muut. Tämä ei kuitenkaan tarkoita hiilihydraattitankkausta, vaan kohtuullista hiilihydraattimäärien nostamista.

Neljäs porras pitää sisällään kahvin, tupakan, alkoholin ja muiden riippuvuutta aiheuttavien stimulanttien käytön lopettaminen. Tämä tehdään vaiheittain, tarkoitus ei ole edes yrittää luopua kaikista huonoista tavoista kertaheitolla. Sillä sellaisen yrittäminen olisi liian suuri stressi elimistölle.

Viidentenä portaana ovat hormonikorvaushoidot. Schwarzbein tekee eron "oikeiden" hormonien ja muiden välillä. Oikeita hormoneja ovat hänen mukaansa estradioli, progesteroni, testosteroni ja levotyroksiini. Näiden käyttö on joskus perusteltua.

Diana Schwarzbeinin toisen kirjan The Schwarzbein Principle II – The Transition teemana on siirtymävaihe terveyteen ja onnistunut ikääntyminen. Onnistuminen ikääntymisessä saattaa kuulostaa hassulta, mutta hän tarkoittaa sillä ikääntymisprosessien kontrolloimista ravitsemuksella ja muilla sellaisilla elämäntavoilla, jotka saattavat elimistön toiminnot tasapainoon ja mahdollistavat terveen ja pitkän elämän.

Ravitsemuksella on Schwarzbeinin mielestä keskeinen rooli solujen korjaantumisessa. Hormonit puolestaan säätelevät kaikkia niitä kemiallisia reaktioita, joita keho käy läpi korjaantuessaan. Ruoka vaikuttaa suoraan hormonitoimintaan, siksi on tärkeää tietää, mitä syö.

Kun ihminen omaksuu uusia, terveitä elämäntapoja, hänen elimistönsä alkaa käydä läpi siirtymävaihetta, jossa keho alkaa korjata vahinkoja, joita huonot elämäntavat ovat aiheuttaneet. Siirtymävaihe jakaantuu neljään alavaiheeseen: aloitus-, paranemis- ja rasvanpolttovaiheeseen sekä tilaan, jossa ihminen on parantunut. Siirtymävaiheen pituus riippuu siitä, kuinka pahasti elimistön hormonitoimintatoiminta on sekaisin. Kaikilla on kuitenkin mahdollisuus saavuttaa terveys ja elinvoima.

Schwarzbein varoittaa myös syömästä liian vähän hiilihydraatteja. Hän perustaa varoituksensa siihen, että kun elimistö ei saa tarpeeksi hiilihydraatteja, se alkaa erittää enemmän adrenaliinia muuttaakseen syömiäsi proteiineja ja kehon omia proteiineja sokeriksi aivojen polttoaineeksi. Siksi hänen mielestään yhtä haitallista kuin liika hiilihydraattien syöminen on niiden liian vähäinen syöminen. Ketoosiin Schwarzbein suhtautuu kielteisesti. Hän pitää sitä elimistön ja hormonitoiminnan poikkeustilana, josta ei ole etua vaan vain haittaa. Tässä hän todennäköisesti erehtyi. Uudemman tutkimustiedon perusteella ketoosista voi joissakin sairaudentiloissa olla hyötyä, ja ketogeenisen ruokavalion sopivuus on yksilöllistä. Minulle se ei sovi henkisesti eikä fyysisesti, olen testannut sen.

Hänen kirjastaan löytyy myös ohjeet tyydyttyneiden rasvojen välttämiseen niille, joille se on tarpeen (usein se on tarpeen niillä, jotka ovat insuliiniresistenttejä ja joiden lisämunuaisten toiminta on häiriintynyt). Ja vaikka hän kehottaakin välttämään tärkkelystä sisältäviä kasviksia, hän ei kokonaan kiellä niitä. Joskus niitä voi käyttää vähäisessä määrin tasapainottamaan ateriaa. Schwarzbein ei kiellä syömästä esimerkiksi täysjyväviljaa, kehottaa vain tarkkailemaan määriä.

Schwarzbeinin perusohjeet ovat:

1. Syö säännöllisesti kolme ateriaa ja 1–2 välipalaa joka päivä.
2. Syö riittävästi proteiinia ja hyviä rasvoja. Hyviä rasvoja ovat kylmäpuristetut öljyt ja voi. Huonoja rasvoja ovat transrasvat.
3. Syö mahdollisimman puhtaasti tuotettuja ja jalostamattomia elintarvikkeita. Älä syö eineksiä, äläkä koskaan korvaa ateriaa nestemäisellä ateriankorvikkeella.
4. Yritä päästä irti riippuvuuksia aiheuttavista aineista vähän kerrassaan. Jos hormonitoimintasi on kovin sekaisin, älä yritä päästä irti riippuvuuksista kertaheitolla. Kahvi on vähemmän haitallista kuin viini, viini on vähemmän haitallista kuin sokeri, sokeri on vähemmän haitallista kuin tupakka.

Schwarzbein johti minut tielle, jossa otin vastuun omasta terveydestäni. Kyseenalaistin tuolloin vallitsevan vähärasvaisen ja runsashiilihydraattisen ruokapyramidin, jonka perustan muodostivat leipä, peruna, pasta ja riisi ym. Yhdessä lääkäri Ilkka Salmenkaidan ja DI Anja Nysténin kanssa laadimme hiilihydraattitietoisen ruokapyramidin, jossa perustana olivat kasvikset. Rasvojen ja hiilihydraattien suhde on siinä liukuva, mitä enemmän syöt hiilihydraatteja, sitä vähemmän voit syödä rasvaa, ja päinvastoin. Sopiva hiilihydraattien määrä on yksilöllinen, se riippuu fyysisestä aktiivisuudesta ja terveydentilasta. On täysin selvää, että paljon urheileva nuori tarvitsee enemmän hiilihydraatteja kuin keski-ikäinen sohvaperunaelämää viettävä diabeetikko. Viralliset ravintosuositukset ovat nyttemmin muuttuneet samaan suuntaan.

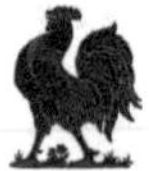

Noista ajosta lähtien olen paitsi kantanut vastuun omasta terveydestäni, myös opetellut kuuntelemaan kehoani ja mieltäni – sekä ennen kaikkea ennakoimaan, mitkä ovat mahdolliset terveysriskini ja mitä voin tehdä ehkäistäkseni niiden toteutumisen. Tähän liittyy myös tietoinen valinta niin kutsutuista paheista, joita mieluummin kutsun elämän sulostuttajiksi: kahvi ja viini. Niistä en aio luopua. Kahvia juon pari kolme mukillista päivässä. Viiniä en juo päivittäin, mutta se kuuluu hyviin aterioihin – varsinkin ystävien kanssa. Lasillinen punaviiniä toisessa ja runokirja toisessa kädessä takkatulen ääressä on talvi-iltojen ilo. Määrää on tietenkin pitänyt iän myötä vähentää, alkoholin sietokyky heikkenee vanhetessa. Perinteisestä suomalaisesta perseet olalle -juomisesta olen irtautunut jo vuosikymmeniä sitten. Ayurveda- ja muut terveyskuurit olen ratkaissut siten, että jatkan kahvin juomista mutta viinistä pidän taukoa niin monta viikkoa kuin tilanne vaatii. Se ei ole ongelma, koska en saa täysraittiudesta minkäänlaisia henkisiä tai fyysisiä vieroitusoireita.

Nyt yli 60-vuotiaana tärkeimmät tavoitteeni ovat aivoterveys, lääkkeetön vanhuus sekä liikkuvuuden säilyttäminen, ennen kaikkea kävelykyvyn. Tässä järjestyksessä. Unihäiriöihin ja mielen rauhoittamiseen käytän tarvittaessa valeriaanaja humalayrttiä ja laventelia, teenä ja kapseleina. Opiaatteja olen joutunut käyttämään vain pari kolme kertaa elämässäni, viimeksi portaissa kaatumisen aiheuttaman lannemurtuman synnyttämiin koviin kipuihin. Niiden käytön olen lopettanut heti, kun se ei enää ole ollut aivan välttämätöntä. Ne eivät koukuta minua, päinvastoin inhoan niiden aivoja turruttavaa vaikutusta.

Reagoin voimakkaasti koivun, lepän ja pujon siitepölyyn. Niiden kukkimisaikaan joudun syömään antihistamiineja, muuten aivastelen, nukun huonosti ja olen vetelä koko päivän. Tehokkaan korvaavan yrttilääkkeen etsintä jatkuu yhä. Täydentävässä lääketieteessä suositeltu huomion kiinnittäminen vitamiineihin, kivennäis- ja hivenaineisiin toteutuvat jo runsaasti kasviksia, marjoja ja hedelmiä sisältävästä ruokavaliosta ja tarkkaan valituista ravintolisistä. Kalaa en Saksassa saa tarpeeksi, joten hyvälaatuinen omega3-ravintolisä on käytössäni. Lähitulevaisuudessa tarkoituksemme on saavuttaa lihaomavaraisuuden lisäksi myös kalaomavaraisuus. Myös marjojen suhteen olemme jo omavaraisia, hedelmäpuiden ja yrttien kasvatusta aiomme lisätä.

Vaikeimmin ratkaistava lääkkeettömyyden tavoittelun ongelmani on verenpaineen heittely. Minulla on kummallinen Eurooppa-verenpaine. Kiinassa ollessani sekä sittemmin ayurvedakuureilla Sri Lankassa verenpaineeni on aina ihanteellinen, enkä tarvitse lääkkeitä. Mutta kotiin palattuani verenpaine on taas noussut. Eikä se johdu sen kummemmin aviomiehestä kuin työstänikään, joita molempia rakastan.

Nyt annan ayurvedalle mahdollisuuden. Käytän ayurvedalääkärin neuvomia ravintolisiä täydentämään länsimaista lääkehoitoa, ja seuraan verenpainetta säännöllisesti mitaten, voinko vähentää annostusta. Yrttilääkkeiden vaikutus näkyy tavallisesti hitaasti, joten annan prosessille aikaa.

Qigong ja meditointi auttavat verenpaineen alentamisessa. Olen testannut verenpainemittarin kanssa. Niitä pitää vain tehdä päivittäin. Eikä, kuten minulla helposti päivät kuluvat, silloin kun sattuu muistamaan – lukemiselta, kirjoittamiselta ja ajattelemiselta havahtumaan. Mutta nyt kun homeopatiakokeiluni verenpaineeseen on alkanut, olen myös ottanut niska-pers-otteen itsestäni ja meditoin sekä harjoittelen qigongia säännöllisemmin.

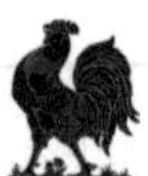

Syvätasolla tämä asenne "hoida asiat ennen kuin ne ovat edessäsi" – niin terveyteen kuin koko elämäänkin – tarkoittaa sitä, että pysyn valppaana. Kuuntelen intuitiotani, se viestii kyllä, mihin on aihetta varautua ja mikä kannattaa siirtää toisarvoisena syrjään. Kyse on asioista, joihin itse voin vaikuttaa. Kun teen tietoisia valintoja elämässä ja elämäntavassa, en ole kohtalon tai maailman uhri. Terve, mahdollisimman lääkkeetön ja henkisesti rikas elämä on tavoittelemisen arvoinen asia. Jos sitten huono tuuri käy, ja saan parantumattoman syövän, tai sotien ja luonnon myllerrykset saavat tuhoa aikaan ympärilläni, olen ainakin yrittänyt parhaani ja elänyt mielekästä elämää. Voin tyynesti siirtyä sinne viimeiseen seikkailuun.

HUI CHUN GONG ELI KEVÄÄN PALUU

*"Kokemus on osoittanut, että normaalilla eli tavanomaisella
elämänkaarella keho tulee korjauskelvottomaksi 75-85-vuo-
tiaana. Tavassamme elää, syödä ja tehdä valintoja on jotain,
mikä aiheuttaa kehon sairastumisen normaalissa järjestyksessä.
Maailman terveysjärjestöltä omaksumamme terveysmääritelmä
on edistänyt normaaliutta. Mikäli haluamamme terveys on
'fyysistä, henkistä ja sosiaalista hyvinvointia', valitsemme
samalla normaalin elämänkaaren ja normaalit sairaudet.
Valinta tapahtuu usein siten, että emme tee tietoista valintaa
– eli elämme tavanomaisesti."*
Aki Loikkanen

Luin tämän 47-vuotiaana, kun Aki Loikkanen lahjoitti mi-
nulle kirjansa tavatessamme ensimmäistä kertaa. Aki oli ne-
rokas terveysfilosofi ja parannustaitojen kehittäjä, jonka ide-
oita häikäilemättömästi kopioitiin. Akin inspiroimana asetin
itselleni henkilökohtaisen terveystavoitteen, päätin tehdä va-
lintoja, joiden avulla kehoni "ei vanhene eikä sairastu". Kyse
ei ole nuoruuden palvonnasta, suuruudenhulluudesta eikä
välttämättä muustakaan hulluudesta, vaan pyrkimyksestä ja
tavoitteesta elää mahdollisimman kauan kohtuullisen hyvä-
kuntoisena, ennen kaikkea aivot kirkkaina. Mielessäni mu-
hii vielä lukuisia kirjoja, haluan elää niin kauan, että saan ne
kirjoitetuksi.

Kirjoitin jo aiemmin transhumanisteista, jotka pyrkivät eri-
laisia mittalaitteita hyväksi käyttäen ikuiseen nuoruuteen.
Amerikkalainen Bryan Johnson on ääriesimerkki transhuma-
nismista: hän syö päivittäin 100 ravintolisäpilleriä ja nukkuu
mittarengas peniksensä ympärillä yöllisiä erektioita mittaa-

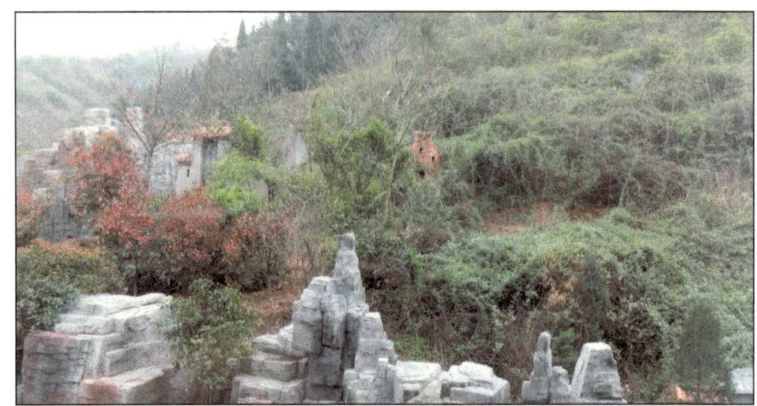

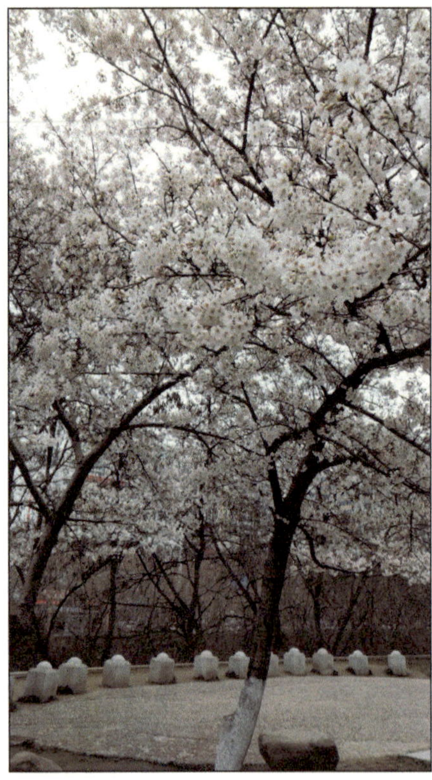

massa (mielessäni näen elokuvana, millaista sci-fikauhua "rakastelemi-nen" tuollaisen ihmisen kanssa olisi...) – ja kirjaa kaikki tuloksensa on-line. Hänen tavoitteensa on vanheta taaksepäin, kääntää biologinen kel-lo pyörimään vastapäi-vään. Tarina ei kerro, mikä hänen biologinen tavoiteikänsä on, ajatte-leeko hän pysähdyttää 25:een vai ehkä jatkaa syntymän tuolle puolen. Johnsonilla on miljoo-nabisnes ja humoristista kyllä hän kauppaa myös omaa käärmeöljyään, oliiviöljyä brandilla Snake Oil. Pitkäikäisyysguru, bioinformaatikko Aubrey de Grey puolestaan julistaa, että ensimmäinen ihminen, joka tulee elämään tuhatvuotiaaksi on jo syntynyt. Hänen mukaansa kuolema kuolee pois. Taitavaa markkinointia, bullshit myy.

Aiemmin puhuttiin vanhuusiän sairauksista, nykyisin vanheneminen ja kuolema nähdään sairauksina. Vuonna 2025 ikuisen nuoruuden bisneksen arvioidaan nousevan 600 miljardiin dollariin. Tutkijoille, visionääreille, lääkäreille, fitnesskoutseille ja huijareille on valtavat markkinat. Amerikassa lääkärit kirjoittavat syöpälääke Rapamycinin reseptejä anti-aging-valmisteena. Huolimatta siitä, että tällä hetkellä sen toimivuudesta tässä tarkoituksessa on vain vähän tutkimuksia. Transhumanistit unelmoivat nanoroboteista, jotka sukkuloivat kehossa ja korjaavat vaurioita – tai jopa siitä, että meidän sielumme voidaan tulevaisuudessa ladata pilveen, jotta voimme jatkossa elää kyberavaruudessa ilman biologista ruumista. Kerrottuani miehelleni tästä transhumanistien haaveesta hän kommentoi lakonisesti: *"Onko heillä edes sielua?"*.

Big Pharma on tietysti jo markkinat havainnut ja ikuisen nuoruuden saavuttamisen lääkkeitä tutkitaan laajasti, esimerkiksi Novartis-konsernilla on kokonainen osasto tutkimusprojektiin "Diseases of Aging and Regenerative Medicine".

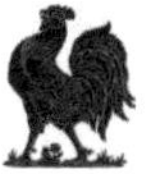

Vanhenemisen tutkijat ja visionäärit ovat kuitenkin jo löytäneet toimivia rappeutumisoireita ennalta ehkäisevä tapoja. HIIT eli high intensive intervaltraining, kalorirajoitus, hyvät yöunet ja meditointi ovat tehokkaita keinoja pitkäikäisyyden tavoittelussa. Kunnollinen hapensaanti, hengitysharjoitukset sekä kylmäkaraisu toimivat tutkitusti immuunipuolustuksen vahvistamisessa.

Antropologi ja new age -huijareitten paljastamiseen erikoistunut skeptikkotoimittaja Scott Carney matkusti vuonna 2013 Puolaan kirjoittamaan Playboy-lehteen artikkelin Wim Hofin kylmäkaraisumenetelmästä. Carney oli varma, että kohtaisi "taas yhden huijarin ja hörhön". Toisin kuitenkin kävi. Hofin tapaaminen johti Carneyn henkilökohtaisen muutoksen tielle, jonka päämääränä oli syventää hänen omaa ihmisyyttään. Neljä vuotta myöhemmin Scott Carney kirjoitti Wim Hofin menetelmästä kirjan[32]. Wim Hof on kirjoittanut kirjan alkusanat: *"Luonto antoi meille kyvyn parantaa itsemme. Tietoisesti hengittämällä ja ympäristön ärsykkeille altistumalla voimme hallita immuunijärjestelmäämme, kohentaa mielialaamme ja saada lisää energiaa. Uskon, että kaikki voivat hyödyntää näitä tiedostamattomia prosessejaan ja oppia hallitsemaan autonomista hermostoaan. Väite kuulostaa mahtipontiselta, joten vakaumukseni ja innostukseni voivat oikeutetusti herättää epäilyksiä. Epäily on hyvä juttu, se auttaa totuutta tulemaan esiin."*

Hofin perusajatus on se, että mukavuudenhalumme rapauttaa terveyttämme ja vastustuskykyämme. Hänen metodissaan neuvotaan, miten mukavuudenhalusta pääsee hengitys- ja kylmäharjoituksilla sekä meditoimalla. Hofin menetelmä saa kehon tuottamaan ruskeaa rasvaa (lämpöä ja energiaa) ja sen avulla on mahdollista alentaa verenpainetta ja parantaa verenkiertoa ja sydämen toimintaa sekä lisätä toimintakykyä kylmässä.

Carney penkoi kirjaansa varten tutkimuksia niin kylmäkaraisusta kuin Wim Hofistakin. Suureksi osaksi nykytie-

---

32. *Kaikki mikä ei tapa – karaise kehosi terveeksi*

dot elimistön tavasta reagoida kylmään perustuvat kammottaviin Dachaun keskitysleirillä tehdyistä kokeista, joissa natsit seurasivat, miten juutalaisten vankien ruumiinlämpö lasku, kun nämä tekivät hiljalleen kuolemaa kylmässä vedessä. Eettisesti täysin kestämättömät ja moraalittomat ihmiseläinkokeet osoittivat ihmisen ruumiinlämmön laskemisnopeuden.

Kenneth Kamler, joka on tunnettu muun muassa Mount Everestille kiivenneiden retkikuntien lääkärinä, seurasi vuonna 2007 Long Islandilla sijaitsevassa Feinstein Institute for Medical Research -tutkimuslaitoksessa tehtyä koetta, jossa Hof upotettiin jäihin sydämen ja veren seurantalaitteisiin kytkettynä. Tavalliset seurantalaitteet julistivat Hofin kuolleeksi ja kahden minuutin kuluttua. Hof kuitenkin oli hengissä, joten Kamler kytki laitteen pois toiminnasta, jotta koetta päästiin jatkamaan. Hof pysytteli jäissä 72 minuuttia. Hänen ruumiinlämpönsä laski aluksi hieman, mutta sitten se nousi. Kamlerin mukaan aivot käyttävät paljon energiaa korkeampiin toimintoihin, jotka eivät ole elintärkeitä. Perimmiltään kyse on siitä, miten Hof käyttää aivojaan. Hän osaa keskittymällä ohjata energiaa ruumiinlämmön tuotantoon.

Maastrichin yliopiston tutkijat kiinnostuivat vuonna 2008 ruskean (runsaasti mitokondrioita eli solujen energia-aineenvaihdunnasta vastaavia soluelimiä sisältävän) rasvan vaikutuksesta kylmän siedossa. Tutkimuksen tekoaikaan 51-vuotiaalla Hofilla todettiin olevan niin paljon ruskeaa rasvaa, että hän kehitti lämpöenergiaa viisi kertaa enemmän kuin tyypillinen 20-vuotias – mitä todennäköisimmin siksi, että hän oli altistanut itsensä kylmälle niin usein.

Hollantilaisen Raboud-yliopiston lääketieteellisen keskuksen tutkija Peter Pickkers oli seurannut Wim Hofin uraa televisiosta, ja kiinnostui tutkimaan tämän väitteitä. Hän laati jatko-opiskelija Matthijs Koxin kanssa testin, jossa tutkittavaan annosteltiin E.coli -bakteerin rakenneosaa. Elimistö pitää ainetta vaarallisena, mutta tosiasiassa se on täysin tehotonta. Tutkimuksen (josta Kox laati myöhemmin väitöskirjansa) mukaan 99 % endotoksiinia saaneista terveistä ihmisistä sairastuu flunssaan ennen kuin elimistö huomaa, että sitä on juksattu ja palaa normaalitilaan. Tavallisesti testin avulla tutkitaan immuunijärjestelmän toimintaa vaimentavia lääkkeitä, joita siirtoelimen saanut potilas tarvitsee, jotta keho ei alkaisi hylkiä vierasta kudosta. Pickkers ja Kox pistivät Hofiin endotoksiinia samalla, kun tämä meditoi. Siinä missä lähes joka toiselle endotoksiinia saaneelle henkilölle tuli voimakkaita oireita, Hof sai vain vähän päänsärkyä. Verikokeitten mukaan Hofin elimistössä oli kortisolia enemmän kuin Pickers oli nähnyt koskaan aiemmin. Verinäyte pysyi vastustuskykyisenä endotoksiinille vielä kuusi päivää sen jälkeen, kun toksiini oli poistunut kehosta. Pickkers ja suuri osa tieteellisestä yhteisöstä pitää Hofia geneettisenä poikkeusyksilönä. Hof itse katsoo, että hän pystyy tietoisesti vaikuttamaan immuunijärjestelmäänsä, ja mikäli hän sen pystyy osoittamaan, kaikki lääketieteelliset kirjat on kirjoitettava uusiksi. Hofilla on taipumus suuriin puheisiin, mutta Pickkers ja Kox pitivät tuloksia niin kiinnostavina, että jatkoivat Hofin menetelmän tutkimista.

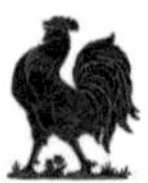

En aio elää pitkää ja ikävää ankeuttajan elämää vain, jotta pysyisin terveenä. Tavoitteeni on pysyä terveenä, jotta voin säilyttää intoni ja uteliaisuuteni sekä elää pitkän, kiinnostavan ja aistillisen elämän. En ole itseäni (enkä muita) kohtaan terveysfasisti, terveeseen elämään kuuluvat myös paheet. Paheiden suhteen on vain pidettävä rentoa rotia, eli pyrin noudattamaan pehmeää itsekuria. Siinä auttavat päivittäiset rituaalit.

Aloitan aamuni aina tekemällä keholleni lymfahieronnan heti petissä. Olen lisännyt aamurituaaliini erilaisia vagushermon herättelyjä ja osteopaatin neuvomia liikkeitä, pari joogavenytystä ja qigong-ravisteluja. Koko rituaali vie aikaa puolisen tuntia, joskus pidempään unohtuessani ajatuksiini. Kiireisempinä aamuina teen miniversion.

Päivän mittaan teen hengitysharjoituksia ja mikrotreenejä, venyttelen ja ravistelen. Lenkkeilen mieluiten metsässä, jalkojeni kulloisenkin kunnon mukaan. Jos en muuta jaksa, tuijottelen työhuoneen ikkunasta puita. Otan vanhenemisen rauhallisesti ja uteliaasti, teen mitä voin itseäni stressaamatta – ja nautin elämästä.

Transhumanismin ruumiin palvonta ja jokseenkin hysteerinen vanhenemisen ja kuoleman pelko ovat hyvin kaukana taolaisesta filosofiasta, jossa tavoitellaan pitkää ikää ja henkistä kuolemattomuutta ennen kaikkea mieltä harjoittamalla.

Hui chung gong (kevään paluu) on qigong-harjoitus, jossa lempeällä ja keskittyneellä liikesarjalla pyritään säilyttämään kehon joustavuus ja mielen tyyneys. Säännöllinen qigongin harjoittaminen parantaa esimerkiksi askelvarmuutta ja luuston terveyttä. Taolaisessa terveysajattelussa vanhuuden aika on syksyä ja talvea mutta kevään saa palautumaan harjoittelemalla ja meditoimalla. Syksy on lempivuodenaikani, niinpä nyt elämäni syksyssä elän parhainta aikaa.

> *"Meidän on aika tulla tietoiseksi luontoäidin voimasta. Olemme sotureita, jotka haluavat kaikkien olevan voimakkaita ja onnellisia. Yhdessä voimme löytää sen, minkä olemme kadottaneet."*
> *Wim Hof*

NAURAVA BUDDHA

"No champagne. No gain."

Qigongia harjoitellessani tunnen syvästi olevani osa luonnon rytmiä. Tunne on pikemminkin fysikaalinen ja biologinen kuin esimerkiksi panteistinen, en koe olevani osa kaikkialla olevaa jumaluutta, vaan yksinkertaisesti olen osa luontoa ja sen kiertokulkua, rakenteita, värähtelyä, muotoja ja kuvioita. Kuulostanee hämärältä, mutta esimerkiksi matematiikan teorioitten kautta asiaa voi havainnollistaa tai pikemminkin kuvantaa.

Niko Kettunen[33] kirjoittaa: *"Niin sanotun kompleksisuusteorian mukaan luonnossa on kahdenlaisia rakenteita ja järjestelmiä: staattisia ja dynaamisia. Staattiset rakenteet, kuten vaikkapa lumihiutaleet ja kristallit, hakeutuvat automaattisesti pienimmän energian tilaan ja pysyttelevät siinä. Se merkitsee symmetriaa ja järjestelmällisyyttä. Dynaamisia rakenteita taas ovat vaikkapa solut, pilvet ja me ihmiset. Dynaamisten rakenteiden järjestyminen vaatii jatkuvaa energiansyöttöä, ja dynaamisten järjestelmien ymmärtäminen on valtavan hankalaa. Kompleksisuusteoria ja kaaosteoria romuttavat ajatusta yksinkertaisen järjestyneestä luonnosta. Klassinen esimerkki kaaosajattelusta on se, että perhosen siivenisku voi synnyttää myrskyn toisella puolella maailmaa. Tämä viittaa siihen, että luonnon vuorovaikutuksia on vaikea mallintaa – kaikki vaikuttaa kaikkeen. Miten atomien liikkeestä muodostuva tuuli tanssittaa lehtiä, ja miten ilman turbulenssi vaikuttaa lintuparven muotoon? Myrsky tulee – iskikö perhonen siipeään jossain Teksasin tasangolla? Kun ymmärräm-*

---

33. HS 20.7.2013

me, miten kaaos järjestäytyy, voimme ehkä jonain päivänä tietää tarkalleen, miten elämä syntyi maapallolla."

Kettusen teemana oli luonnon kultainen leikkaus, mutta sovellan tätä ajatusta qigongiin: juuri tuolta minusta tuntuu harjoitellessani, ja noin hahmotan qin sekä yinin ja yangin vuorovaikutuksen kaikessa elollisessa.

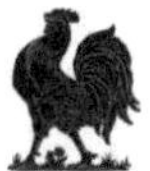

Istun bussissa Wudangshanissa. Olen matkalla keskustaan, joka kuumeisen, meluisten ja pölyisten katutöiden sekä rakennusten julkisivujen uusimisen jälkeen alkaa pikkuhiljaa olla valmis suurta kansainvälistä taolaiskonferenssia varten. Kuuntelen kuulutuksia, joiden kaksikielisyys jaksaa naurattaa minua. Niissä sanotaan englanniksi, että seuraava pysäkki on... Sen jälkeen seuraa pysäkin nimi kiinaksi (mistä kiinaa osaamaton ei tietenkään ymmärrä yhtään mitään), ja sitten jatkuu englanninkielinen puhe, jossa kehotetaan muistamaan ottaa kaikki tavarat mukaan. Vaikkapa maininta kauppakeskuksesta auttaisi turistia.

Vieressäni istuva kuukasvoinen parivuotias pikkupoika tuijottaa minua silmät ruskeina puolikuina, ilmeenkään värähtämättä. Poika ei hymyile. Lapsella on yllään tyypillinen lapsen toppahaalari, joihin kiinalaiset jälkikasvunsa pukevat sielä sellaisessakin säässä, joka suomalaiselle tarkoittaa hellelukemia. Haalarissa on aukko takapuolesta etupuolelle. Vaippaikäisillä aukosta pullottaa vaippa, hiukan isommilla paljas pylly. Kun äiti nostaa pojan syliinsä noustakseen pois bussista, pojan paljas takapuoli nauraa minulle. Naurava Buddha, pulpahtaa assosiaatio mieleeni. Siinä hetkessä oivallan iättömyyden tärkeimmän salaisuuden. Naura!

Olen sibeliusrypyt otsassa pohtinut lääketieteen kriisiä, täydentävien hoitojen tutkimusta, elämän ja terveyden salaisuuksia, mutta vasta säännöllinen meditointi silotti otsaryppyni ja vapautti minut syvään nauruun. Koska en osannut jäljittää, mistä mielleyhtymäni nauravasta buddhasta oli syntynyt, etsin tietoa netistä.

Yli tuhat vuotta sitten eli Kiinassa Quieci-niminen zenmunkki. Hän oli eksentrikko, joka rakasti nauramista. Hän opetti ihmisiä nauttimaan elämän pienistä iloista. Ihmiset kutsuivat häntä Budhaiksi, ja tarina nauravasta buddhasta levisi ympäri Aasiaa. Japanilaiset kutsuivat häntä Ho-taiksi, ja joissakin muissa maissa hän oli Hotei tai Pu-Tai. Japanilaisessa kansanperinteessä Hotei laskettiin kuuluvaksi yhdeksi seitsemästä taolaisuuden onnea tuottavista jumalista. Naurava buddha on se pulleamahainen buddhalaismunkki kuvissa ja pienoisveistoksissa, joita käytetään feng shuissa tuomaan onnea ja harmoniaa koteihin. Usein sitä kutsutaan keittiöbuddhaksi, pullean mahan vuoksi. Naurava buddha tuo zenin henkeä, iloa ja merkityksellisyyttä arkiseen elämään.

Nauravan buddhan symboliikka eroaa mielestäni aika ratkaisevasti amerikkalaislähtöisestä positiivisesta ajattelusta, jossa huonoimmillaan sekoitetaan lusikallinen new agea kauhalliseen onnen pakkopaitaa. Jopa suurten pörssiyhtiöiden johtajat uskovat new age -höpötykseen, että kun kotrolloit ajatuksesi, kontrolloit koko maailmaa (kun tosiasiassa ajatusten kontrolloiminen auttaa kestämään ympröivän maailman kaoottisuuden ja epävarmuuden). Mieleeni muistui, kuinka toimittaja-aikoinani haastattelin erään yrityksen hallituksen puheenjohtajaa. Olimme hississä menossa neuvottelutilaan, kun samaan hissiin tuli alainen, jolta – oi kauhistus! – puuttui yrityksen hymynaama-nappi rinnasta. Johtaja huomautti alaiselle hyvin tiukasti asiasta. Silloin ajattelin, kuinka ahdistavaa olisi työskennellä firmassa, jossa laumahymynapin pitäminen rinnassa on pakollista. Tyypillinen introvertin reaktio!

Positiivisuuden pakkopaita on aika tavalla samanlainen kuin nykyisen naisihanteen mukainen pakkopaita. Positiivisuus ei synny pakottamalla, kuten eivät kaikki naiset mahdu samaan ulkonäkömuottiin. Huonoimmillaan "positiivinen" ilmapiiri työpaikalla tukahduttaa kaiken kriittisen ja laumasta poikkeavan ajattelun. Se johtaa laumahymistelyyn, yleiseen olkapäiden läiskimiseen ja yläviitosiin: "Jess, me tehtiin se! Mahtavaa! Upeeta! Vau!" Lauma-ajattelu

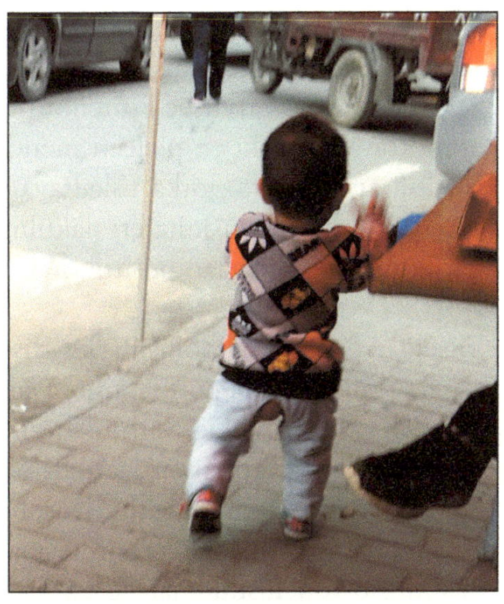

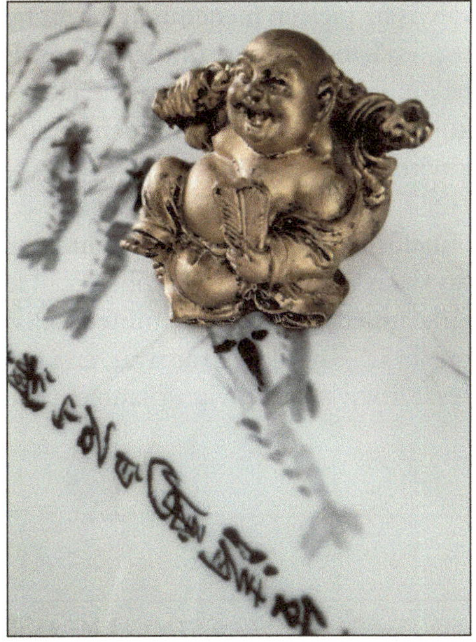

perustuu aina jonkinlaiseen kollektiiviseen ryhmän sisäiseen itsepetokseen. Kyseenalaistajaa pidetään joukon petturina. Menestyvä yritys tarvitsee kuitenkin myös pessimistejä, jotka hahmottavat projektien pieleen menon mahdollisuudet, sekä kriittisiä ajattelijoita, jotka uskaltavat kyseenalaistaa konsensuksen ja tarkastella asioita eri näkulmasta kuin muut – kaikkien niiden luonnostaan positiivisten kollegoitten lisäksi.

Kriisikään ei ole "mahdollisuus". Kriisi on kriisi, jota pitää tarkastella realistisesti ja pohtia, miten siitä selvitään. Kuten *Barbara Ehrenreich* tiivistää, vaihtoehto positiiviselle ajattelulle ei ole epätoivo. Negatiivinen ajattelu on omalla tavallaan yhtä petollista kuin positiivinenkin. Kummassakin on kyseessä kyvyttömyys erottaa tunne havainnosta, ja toisaalta halu hyväksyä illuusio todellisuutena, koska se joko tuntuu hyvältä tai vahvistaa pieleen menemisen hermoratoja. Ehrenreich painottaa, että todellinen vaihtoehto positiiviselle tai negatiiviselle näkökulmalle on pyrkiä näkemään asiat realistisesti sellaisina kuin ne ovat, mahdollisimman vähän omien tunteittemme ja kuvitelmiemme värittäminä.

Tutkimustieto[34] osoittaa, että liika keskittyminen onnellisuuden tavoitteluun johtaa suurempaan tyytymättömyyteen omaa elämää kohtaan. Henkiselle hyvinvoinnille tärkeämpää on hyväksyä tunteet sellaisina kuin ne tulevat (ja menevät). Tutkijat havaitsivat, että onnen tavoitteluun keskittyvät kokivat positiiviset tilanteet pikemminkin negatiivisesti.

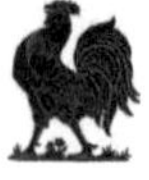

---

34. Zerwas, F. K., Ford, B. Q., John, O. P., & Mauss, I. B. (2024)

Totta tietenkin on, että negatiivisuus on takuuvarma keino tulla onnettomaksi. Hervottoman hauskassa kirjassaan *Anleitung zum Unglücklichsein* (ohjeet onnettomaan elämään) *Paul Watzlawick* kuvailee erilaisia tapoja olla itsensä ja omien ajatustensa uhri. Watzlawick toteaa lakonisesti, että vaikka ajan väitetään parantavan haavat, ei kannata antaa sen pelästyttää. On nimittäin täysin mahdollista suojautua tuolta ajan vaikutukselta ja takertua menneeseen, jotta voi jatkaa onnettomana ja ahdistuneena. Ainahan voi estää vanhojen haavojen parantumisen välttämällä liian innokasta haavojen nuolemista!

Otetaan vaikka ulkonäöstään epävarma vaimo, joka toistuvasti kysyy mieheltään: "Olenko mielestäsi kaunis?" Jos mies vastaa (jo kyllästyneenä): "Olet, olet...", nainen ryhtyy marttyyriksi. "Pohjimmiltasi ajattelet, etten ole!" Miesparka hätääntyy, ja vakuuttaa: "Kyllä sinä oikeasti minun mielestäni olet kaunis!" Tähän nainen: "Vai niin, oletat siis olevasi ainoa, joka pitää minua kauniina?" Mies melkein paniikissa: "Kyllä sinä kaikkien mielestä olet kaunis!" Nainen: "Kuka niin on sanonut?" Mies: "En minä nyt suoralta kädeltä muista..." Nainen: "Siis kukaan ei ole koskaan pitänyt minua kauniina, sinä olet valehtelija!" Näin nainen jatkaa, kunnes mies hiilestyy ja lähtee ovet paukkuen pubiin. Nainen voi sitten viettää marttyyri-iltaa Facebookissa valittaen ja syyttäen tunteetonta miestään.

Esimerkki ei ehkä ollut poliittisesti korrekti, mutta luultavasti jokainen tuntee tuollaisia naisia. Samanlaisen tarinan voisi tietenkin kertoa esimerkiksi mustasukkaisesta miehestä, joka piinaa vaimoaan loputtomassa epäluulon kehässä vakuuttuneena siitä, että vaimo pettää ja naapurit nauravat selän takana. Näitä ja vastaavia keinoja on tarjolla ääretön määrä, mikäli haluat elää itsesi ja ajatustesi uhrina.

Jotta ihminen oikeasti voi vapautua (temperamenttityypistä riippuen enemmän tai vähemmän positiiviseen) elämään itsensä, ympäristönsä ja elämänsä kanssa sovussa, hänen on vapauduttava omaan mieleensä takertuneista jäykistä ja kielteisistä ajattelukaavoista. Yksinkertainen esimerkki: ylipainoinen ihminen juuttuu käsitykseen siitä, ettei kelpaa kenellekään. Onnettomuuteensa hän sitten syö enemmän ja enemmän. Sen seurauksensa hän jaksaa liikkua vähemmän ja vähemmän. Lopulta hän masentuu sohvan pohjalle apaattisena. Toinen vaihtoehto on, että hän paitsi hyväksyy itsensä sellaisena kuin on, pystyy myös uskomaan olevansa rakastamisen arvoinen. Hänen ei tarvitse syömällä hakea lohtua, vaan hän voi suhtautua itseensä myötätuntoisesti ymmärtäen. Ei tätä näkökulman muutosta kukaan ulkopuolinen tule tarjoamaan, ihmisen on annettava se mahdollisuus itse itselleen. Jotta voit löytää sisäisen nauravan buddhasi, sinun pitää lakata takertumasta piintyneisiin, automaattisiksi muodostuneisiin ajatusketjuihin, jotka tekevät sinusta onnettoman.

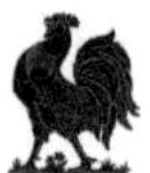

Minulle naurava buddha tarkoittaa, että lopetan tunnerääpimisen (jonka pohjimmainen syy on pikkutytön kuvitelma viisaasta, rakastavasta ja huolehtivasta isän arkkityypistä), ja hyväksyn isäni sellaisena kuin hän oli. Ristiriitaisena. Karjalaisena evakkopoikana, jolle luokkanousu, materia ja menestyminen olivat tärkeitä, turhamaisena naistenmiehenä ja tunnevammaisena isänä, joka kirjoitti elämästään mieleisensä version (jostakin syystä isä oli muisteluissaan jättänyt pois esimerkiksi sen, että hän aloitti joogaharrastuksen 1960-luvulla Ture Aran oppilaana; Arahan oli yksi harvinaisista suomalaisista joogapioneereista). Tutkija Ulla-Maija Peltosen[35] mukaan halu unohtaa, muuttaa tai parannella mennyttä oman ajattelun ja oman nykyhetken edun mukaiseksi ovat kaikki muistin politiikan ilmentymiä. Toisiinsa kietoutuneet yksilöllinen historiallinen kokemus ja kollektiivinen historiallinen tietoisuus välitetään jälkipolville kertomalla ja vaikenemalla. Kertojalla on syynsä unohtaa, muuttaa tai parannella omaa menneisyyttään. Joskus se syy voi olla turhamaisuus. Toisaalta isä oli vilpitön henkiseen elämään pyrkijä, itämaisen filosofian opiskelija ja opettaja, valon ja totuuden etsijä. Sen isän muistoa vaalin. Sillä tiellä kuljen eteenpäin.

Nauravaa buddhaa voi myös kutsua mindfulnessin symboliksi, tietoiseksi elämän havaitsemiseksi. Nauravan buddhan symboliikka on vaikutelmani mukaan tulkittu länsimaissa liian pinnallisesti. Positiivisen ajattelun sumentamina on kuviteltu, että naurava buddha edustaa juuri tuota illuusiota positiivisuuden kaiken voittavasta voimasta. Minä ymmärrän nauravan buddhan realistiseksi valinnaksi: voimme yhtä aikaa nähdä ympäristömme uhat ja hyväksyä elämän ja maailman epävarmuuden ja järjettömyyden sekä ottaa vastuun omasta tunne-elämästämme ja omista teoistamme. Kyse ei todellakaan ole pinnallisesta hekottamisesta, vaan syvällisestä vastuunotosta omista ajatuksista ja reaktiotavoista. Naurava buddha muistuttaa meitä elämään viisaammin, rohkeammin, vitaalisemmin – ja myötätuntoisemmin. Tietoisen oman elämän havaitsemisen prosessissa opit tarkkailemaan itseäsi, sitä myöten opit kunnolla tuntemaan itsesi.

Kun opit nauramaan, opit myös itkemään. Itkuhan on naurun sisar. Vanhat ja viisaat karjalaiset itkijänaiset tiesivät, että yhdessä itkemisellä on syvä parantava voima. Itkeminen on yhtä tervettä kuin nauraminenkin.

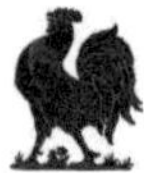

Meditatiivinen liikunta qigongin muodossa, meditointi, syvään hengittäminen ja ylipäätään pysähtyminen auttoivat minua havaitsemaan mieleni kipupisteet ja häiritsijät, jotka nostivat pintaan negatiivisia tunteita, ahdistusta ja epävarmuutta. Vähitellen havaitsin, että pystyn pakottomasti kontrolloimaan reaktioitani. Pysähdyn hengittämään. Tunteitteni ei ole pakko laukata tilanteeseen mukaan, voin ottaa aikalisän. Hyvin nopeasti alitajunnasta pulpahtaa vastaus, ja voin valita myös toisin. Löydän oikean asenteen ja otan kiinalaisen qigong-koutsin lapsellisen käytöksen huumorilla; löydän oikeat sanat ja eleet, joilla alkava riita aviomiehen kanssa tyrehtyy; löydän sisältäni rauhallisen tilan, jonne vetäytyä, kun uutiset ja valeuutiset käyvät liian ahdistaviksi.

Vastuun ottaminen omista ajatuksista johtaa vastuun ottamiseen omista sanoista ja teoista – ja onnellisuudesta. On hyvin tavallista, että me ihmiset syytämme onnettomuudestamme ulkomaailmaa. Syynä elämän surkeuteen ovat tyhmä pomo, ärsyttävä naapuri, kateelliset työkaverit, poliitikot ja etenkin hallitus, maahanmuuttajat – aina nuo toiset, en koskaan minä. Jos vihassa ja katkeruudessa rypevä ihminen kerrankin pysähtyisi ajattelemaan loppuun, ehkä jostakin alitajunnasta pinnalle nousisi kysymys: olisinko kaunis, hoikka, menestyvä, rikas ja onnellinen, mikäli noita "muita" ei olisi? On hyvin ymmärrettävää, ettei sellaista kysymystä saa päästää mieleen.

Nauravan buddhan keskeinen opetus on: päästä irti piintyneistä kaunoista ja ärtymyksestä, ja anna menneisyyden haavojen parantua. Antamalla anteeksi (myös itsellesi!) ja unohtamalla voit tuntea sydämesi kevyeksi ja kulkea eteenpäin elämässä. Vain silloin, kun sydämesi on rakastava, voit tuntea itsesi syvästi onnelliseksi. Rakasta iteäsi ja pidä itsestäsi huolta. Rakasta toisia ihmisiä ja pidä heistä huolta. Etsi ja löydä syitä nauraa. Kuten Dalai Lama on todennut, myötätuntoinen ja lämminsydäminen ihminen on henkisesti terve. Siihen voi lisätä, että ihminen, joka osaa itkeä ja nauraa, on henkisesti terve.

Tähän kun yhdistää tiedon ihmissolujen jatkuvasta uusiutumisesta ja siitä katkeamattomasta muutosten ketjusta, joka kehossamme koko ajan toteutuu, ollaan qigongin ja vanhenemisen ytimessä: vierivä kivi ei sammaloidu, emmekä me koskaan voi uudestaan astua samaan virtaan, koska niin ihminen kuin virtaava vesikin ovat koko ajan uusia. Uin elämän meressä sen sijaan, että olisin vain kelluva lastu laineilla. Wu wei[36], menen elollisen maailman pulssin mukana. Seikkailla aion vielä niin kauan kuin jalat alla pitävät. Mielen sisäiset seikkailut ovat mahdollisia vielä senkin jälkeen. Joskus sitten lähemmäs satavuotiaana odotan kiinnostuksella sitä viimeistä seikkailua.

Oma terveysfilosofiani on ilosofiaa: hymähdä, hymyile, naurahda, naura täyttä kurkkua. Älä hermoile. Älä takerru. Hyväksy todellisuus sellaisena kuin se edessäsi näyttäytyy. Rakasta ja naura – ja itke tarpeen vaatiessa.

---

36. Wu wei ('teoton toiminta', 'ei-toiminta') merkitsee taolaisille toimintaa, joka ei ole luonnonvastaista ja hampaat irvessä tavoitteeseen pyrkimistä vaan sitä, että antaa asioiden tapahtua omalla painollaan.

Muita tarkkailemalla tulet viisaaksi,
itseäsi tarkkailemalla valaistut.

LÄHTEET JA INSPIRAATIOT

KIRJAT

Arndt, Kenneth A. (Ed.): Skin Care and Repair (A Harvard Medical School Special Health Report, 2010)

Barmet, Pascale Anja: Chinesische Ernährungslehre – Prinzipien und Heilkraft, Das Geheimnis des Magenfeuers (Mosaik bei Goldmann, 2008)

Benson, Jon; Venuto, Tom: Fit over 40 – Role Models For Excellence At Any Age (2005)

Blackburn, Elizabeth; Epel, Elissa: The Telomere Effect -The New Science of Living Younger (Orion Ebook, 2017)

Brahm, Ajahn: Die Kuh, die weinte – Buddhistische Gesichten über den Weg zum Glück (Lotos, 2006)

Buhner, Stephen Harrod: Herbal Antibiotics – Natural alternatives for treating drug-resistant bacteria (Storey Publising, 2012)

Carney, Scott: Kaikki mikä ei tapa – karaise kehosi terveeksi (Aula&Co, 2021)

Chang, Stephen T.: Solakkuuden salaisuus – taolainen tie hoikkuuteen ja terveyteen (omre a-s, 1993)

Chetana, Sakshi: Laughing Buddha – The alchemy of Euphoric Living (Inner Light Publishers, 2011)

China Spotlight Series: Traditional Chinese Fitness Exercises – Including Taijiquan and Qigong (New World Press 1984)

Dalai-lama: Maailmankaikkeus atomissa – Tieteen ja hengen läheneminen (Tammi, 2. p. 2007)

Devapath: Voimaa Hengityksestä – Matkalla rakkauteen, iloon ja terveyteen (Viisas elämä/ Basam Books, 2010, suom. Raija Laaksonen)

Diepersloot, Jan: Warriors of stillness – Meditative Traditions of Chinese Martial Arts, Volume 1, Qigong of the center essence of taijiquan

Dispenza, Joe: Evolve your Brain – The Science of Changing Your Mind (Health Communications, Inc.2207)

Dispenza, Joe: You Are the Placebo – Making Your Mind Matter (Hay House, 2014)

Ehrenreich, Barbara: Smile Or Die – How Positive Thinking Fooled America & the world (Grant, 2010)

Fischer, Theo: Wu wei – die Lebenskunst des Tao (Rowolth, 1996)

Forencich, Frank: Beautiful Practise – A Whole-Life Approach to Health, Performance and the Human Predicament (Exuberant Animal, 2014)

Forencich, Frank: Change Your Body, Change the World – Reflections on health and the human predicament (Exuberant Animal, 2010)

Forencich, Frank: Stresscraft: A whole-life approach to health and performance (Exuberant Animal, 2012)

Freudenberg, Nicholas: Lethal but legal – Corporations, Consumption, and Protecting Public Health (Oxford University Press, 2014)

García, Hector & Miralles, Frances: Ikigai – Pitkän ja onnellisen elämän salaisuus (Gummerus, 2017)

Gascoigne, Stephen: Kiinalainen tie terveyteen (Gummerus, 2001)

Goldacre, Ben: Bad Pharma – How medicine is broken, and how we can fix it (Fourth Estate, 2013)

Goleman, Daniel: Focus – The Hidden Driver of Excellence (HarperCollins, 2013)

Goleman, Daniel: Emotional Intelligence – Why it can matter more than IQ (Bantam Books, 1995)

Grisham, Christine: Food for Five Seasons: How Traditional

Chinese Medicine Can Fuel Your Health (2013)

Guttler, Howard; Dalai-lama: Der Sinn des Lebens (Youtube Hörbuch, 2019)

Hakala, Juha T.: Luova laiskuus – Anna ideoille siivet (Gummerus, 2013)

Haeyin, Sunim (käänt.): Wie Fließßendes Wasser – 33 Zen-Geschichten aus Korea erzählt von Zen-Meisterin Daehaeng (Goldmann Arkana, 2008)

Hoare, John; Barefoot Doctor: Awakening the Laughing Buddha within (2013)

Holz, Gary; Holz, Robbie: Secrets of Aboriginal Healing – A Physicist´s Journey with a Remote Australian Tribe (Bear & Company, 2013)

The I Ching – The Sacred Books of China (transl. James Legge; Dover Publications, Inc. (1963)

Jacobson, Edmund: You Must Relax (Unwin Papaerbacks, 1980)

Jokela, Maarit; Oja-Leikas, Mirkka; Rova, Meri (toim.): Kiehtovat geenit – Mihin geenitietoa käytetään? (Duodecim, 2017)

Jungin, Yee: Food Therapy – Using food to improve healt and increase longevity (2012)

Järvi, Antti: Minne katosi Antti Järvi? – kertomus kadonneesta isoisoisästä ja luovutettuun Karjalaan jääneistä (Gummerus, 2023)

Kamchuen, Lam: Master Lam´s Walking Chi Kung (Gaia Books, 2006)

Kaptchuk, Ted J.: Das große Buch der chinesischen Medizin – Die Medizin von yin und yang in Theorie und Praxis (Fischer Taschenbuch Verlag, 2009

Laotse: Tao te ching (suom. Pertti Nieminen; Tammi 1987)

Lin Yutang: Vastavirran ilot (Gummerus,1963)

Loikkanen, Aki: Sana´Ki - Terveydellinen maailman kuva (PanSana, 1992)
Loikkanen, Aki: H-limit - ruokavalioratkaisu (PanSana, 2007)
Luckie, Mark: Inflammaging – Unlocking the Secrets to Inflammation and Aging (independently published, 2023)
Manninen, Sylvi-Sanni: Outolintu erilainen – Tutkimusraportti yliherkästä väri-ihmisestä muotojen yhteiskunnassa (Atena, 1999)
Maoshing Ni: Der Gelbe Kaiser – Das Grundlagenwerk der Traditionellen Chinesischen Medizin (Fischer Taschenbuch Verlag, 2009)
Maoshing Ni: Pitkän iän salaisuuksia – satoja tapoja elää satavuotiaaksi (Karisto, 2006)
Meckel, Miriam: Mein Kopf gehört mir – Eine Reise durch die Schöne neue Welt des Brainhacking (Piper, 2018)
Moss, Michael: Salt, Sugar, Fat – How the Food Giants Hooked Us (WH Allen 2013)
Müller, Stephan: Richtig essen für die Faszien (Südwest, 2016)
Nawroth, Peter: Die Gesundheitsdiktatur – Weshalb uns Medizin und Industrie einen Lebensstil empfehlen, der nicht hält was er verspricht (Börsenmedien AG, 2016)
Nojonen, Matti: Jymäyttämisen taito – Strategiaoppeja muinaisesta Kiinasta (Gaudeamus, 2008)
Olson, Stuart Alve: The Teachings of a Taoist Immortal – The eight essential exercises of master Li Ching-Yun (Healing Arts Press, 2002)
Parker, K. Langloh; Lambert,Johanna: Wise Women of the Dreamtime – Aboriginal Tales of Ancestral Powers (Inner Traditions International, 1993)
Pesola, Arto: Luomuliikunnan vallankumous – Sohvan poh-

jalta taisteluvoittoon (Fitra, 2013)

Ploberger, Florian: Wurzeltantra und Tantra der Erklärungen aus Die Vier Tantra der Tibetischen Medizin (Bacopa Verlag, 2012)

Rauhala, Lauri: Meditaatio (Otava 1986)

Robb-Nicholson, Celeste: A Guide to Wome n's Health Fifty and Forwards (A Harvard Medical School Special Health Report, 2010)

Ping Zhang: A Comprehensive Hand Book For Traditional Chinese Medicine Facial Rejuvenation (Nefeli Corp., 2006)

Ramaharaka: Hengittämisen taito (WSOY, 3. painos 1964)

Salmenkaita, Ilkka; Tavi, Varpu: Laihdu ilman nälkää (my. book, 3. uud. Painos 2009)

Schlanger, Zoë: The Light Eaters – How the Unseen World of Plant Intelligence Offers a New Understanding of Life on Earth (Fourth Estate,2024)

Schleip, Robert; Buschmann, Berengar; Bayer, Johanna: Faszien Krafttraining (Riva, 2016)

Schopick, Julia: Honest Medicine – Effective, Time-Tested, Inexpensive Treatments for Life-Threatening Diseases (Innovative Health Publishing, 2011)

Schwarzbein, Diana; Deville, Nancy: The Schwarzbein Principle – The Truth about losing weight, being healthy and feeling younger (Health Communications, Inc, 1999)

Schwarzbein, Diana; Brown, Marilyn: The Schwarzbein Principle II – The Transition (health Communicationsa, Inc., 2002)

Servan-Schreiber, David: Die neue Medizin der Emotionen – Stress, Angst, Depression: Gesund werden ohne Medicamente (Goldman, 20. Auflage 2006)

Shirky, Clay: Cognitive Surplus – Creativity and Generosity in a Connected Age (Allen Lane Penguin Group, 2010)

Starnbach, Michael N. (toim.): The Truth About Your Immune system (A Harvard Medical School Special Health Report, 2010)

Swett Marden, Orison: Why grow old (2005)

Tao, Pharm (toim.): Chinese Diet Recipes for Healthy Weight Loss (2008)

Tavi Varpu: Hiien hurtta – Yrttinoitatarinoita villistä Karjalasta (Lachender Fuchs, 2023)

Tavi, Varpu; Sillanpää, Anna: Pätkäpaasto – 5:2, rasvapaasto ja 15 muuta tehokasta tapaa laihtua (Gummerus, 2013)

Thomas, Kay L.: Out-Of-Body Awareness (Prometheus Kustannus Oy, 2009)

Tolvanen, Joonas: Soturimunkin oppipoika – aikani kung-fu-temppelissä (Atena, 2017)

Traditional Chinese Fitness Exercises – Including Taijiquan and Qigong (China Spotlight Series, New World Press 1984)

Trungpa, Chögyam: Shambala – Soturin tie (Basam Book, 2007)

Vartiovaara, Ilkka: Stressaa! Hyvä paha paine (Duodecim, 2008)

Varto, Juha (toim.): Liikunnan filosofia – eri tarkastelukulmia (Filosofisia tutkimuksia Tampereen yliopistosta XIII, 1990)

Velasquez-Manoff, Moises: An Epidemic of Absence – A New Way of Understanding Allergies and Autoimmune Diseases (Scribner and Simon & Schuster, 2012)

Venuto, Tom: Never lose muscle again (Fitness Renaissance LLC., 2010)

Vinokur, Denis: Terveyden kiinalainen käsikirja (Gummerus, 2009)

Watts, Alan: Epävarmuuden viisaus (Basam Books, 2014)

Watts, Alan; Chih-chang, Lee: Tao – The Watercourse Way

(Souvenir Press 2011)
Watzlawick, Paul: Anleitung zum Unglücklichsein (Serie Piper, 30. Auflage 1990)
Witick, Fatima ja Tavi, Varpu: Treenaa Fatiman kanssa (readme 2024)
Wu, Zhongxian: Vital Breath of the Dao – Chinese Shamanic Tiger Qigong, Laohu Gong (Dragon Door Publications, Inc. 2006)
Yifang, Zhang: Using Traditional Chinese Medicine to Manage Your Emotional Health (Better Link Press, 2013)

ARTIKKELIT

"Elon Musk aikoo istuttaa aivosirunsa miljooniin ihmisiin" (Iltalehti 26.8.2024, Ville Järveläinen)
"Food Color and Nutrition in TCM" (allwayswell.com, Rebecca M H Kitzerow)
"Das Geheimnis jugendlicher Haut: Ernährung nach den 'Fünf Elementen'" (Paracelsus 04.16)
"Das Rätsel mit der Maus" (Wirtschaftswoche 22.1.2021, Teresa Stiens)
"Der chinesische Weg der Selbstheilung (Focus 16/2016, Wissen & Gesundheit)
"Faszientherapie – Bestandteil der chinesischen Medizin und daoistischer Methoden (Paracelsus 02.16)
"Frauen erkranken anders" (Deutsche Ärzteblatt 2020; 117: A-2336/ B-1972, Eva Richter-Kuhlmann)
"Für den Körper und den Geist" (test 6/2011, Stiftung Warentest Journal Gesundheit)
"Geschäft mit Spiritualität: Die Shaolin-Mönche verkaufen ihre Seele" (SRF 30.1.2017, Nufer Pascal, Gygax Boris)
"Glücklichsein wird überschätz" (Wirtschaftswoche 49/2015, Malte Buhse)

”How to Heal Trapped Trauma with Qigong” (flowingzen.
com 17.5.2022, Anthony Korahais)
”Jonathan Haidt Wants You to Take Away Your Kid's Phone”
(newyorker.com 20.4.2024, David Remnick)
”Lack of females in drug dose trials leads to overmedicated
women” (Berkeley News, 12.8.2020, Yasmin Anwar)
”Luonnon täydellinen kaava”(Helsingin Sanomat,
20.7.2013, Niko Kettunen)
”Medical Qigong Walking – Nature´s Powerful Healing Tool
” (Five Seasons Medicine, July 8, 2016, Jane Barthelemy)
”Mastering the Traditional Chinese Tea Ceremony: Step-
by-Step Guide” (https://chineseteaworld.com/maste-
ring-the-traditional-chinese-tea-ceremony, 30.12.2023,
Nabil)
”No one-size-fits-all diet for improving longevity” (Harvard
Chan School New, 9.1.2024)
”Ode an die Jugend” (Wirtschaftswoche 35/24, Volker ter
Haseborg, Andreas Menn, Jürgen Salz)
”Omega-3 fatty acids and mental health” (Lange, Klaus W.,
Global Health Journal,
Volume 4, Issue 1, 2020, Pages 18-30, ISSN 2414-6447,)
”Overprescribing women results in widespread side effects,
UChicago research suggests” (Chicago News 22.6.2020,
Louise Lerner)
”Preserving Vision Naturally Through Chinese Medicine”
(www.naturaleyecare.com)
”Se ei toimi – ja se maksaa miljardeja” (Talouselämä
18/2017, Henrik Muukkonen)
”Sweet Dreams On A Hard Surface: THe Ergonomics Of
Sleep” (Carolina Morning, Patrick Clark, 2006)
”Traditional Chinese Medicine (TCM) Market Size,
Share, Growth, and Industry Analysis by Type” (Acu-

puncture, Chinese Herbal Medicine, Cupping, Tui Na, Others), by Application (Healthcare, Treatment), Regional Insights, and Forecast To 2032 (Source: https://www.businessresearchinsights.com/market-reports/traditional-chinese-medicine-tcm-market-109110)

TUTKIMUKSET

Baylor College of Medicine: Gut bacteria might one day help slow down aging process (Medical News Today, 19.6.2017)

Cheng M, Wang Y, Wang S, Cao W, Wang X. Network meta-analysis of the efficacy of four traditional Chinese physical exercise therapies on the prevention of falls in the elderly. Front Public Health. 2023 Jan 4;10:1096599. doi: 10.3389/fpubh.2022.1096599. PMID: 36684937; PMCID: PMC9846771.

Guo C, Shao W, Li F, Tan X, Xie Y. Effectiveness of traditional chinese medicine (TCM) exercise therapy intervention on the cognitive function in the elderly: A systematic review and meta-analysis. Geriatr Nurs. 2024 Jul-Aug;58:352-360. doi: 10.1016/j.gerinurse.2024.06.001. Epub 2024 Jun 14. PMID: 38878735.

Hays, Nicholas P. et al.: Eating behavior correlates of adult weight gain and obesity in healthy women aged 55–65 y 1–3 (Am J Clin Nutr 2002;75:476–83.)

Lee, Nam-Woo et al.: Chuna (or Tuina) Manual Therapy for Musculoskeletal Disorders: A Systematic Review and Meta-Analysis of Randomized Controlled Trials (Evidence-Based Complementary and Alternative Medicine, First published: 26 December 2017 https://doi.org/10.1155/2017/8218139)

Liao Y, Xie B, Zhang H, He Q, Guo L, Subramanieapillai M, Fan B, Lu C, McIntyre RS. Efficacy of omega-3

PUFAs in depression: A meta-analysis. Transl Psychiatry. 2019 Aug 5;9(1):190. doi: 10.1038/s41398-019-0515-5. Erratum in: Transl Psychiatry. 2021 Sep 7;11(1):465. doi: 10.1038/s41398-021-01582-6. PMID: 31383846; PMCID: PMC6683166.

Mark, Gloria & Gudith, Daniela & Klocke, Ulrich. (2008). The cost of interrupted work: More speed and stress. Conference on Human Factors in Computing Systems - Proceedings. 107-110. 10.1145/1357054.1357072. researchgate.net

Newberg, Andrew B. et al.: Effect of a one-week spiritual retreat on dopamine and serotonin transporter binding: a preliminary study (Journal Religion, Brain & Behavior Pages 1-14 | 22 Mar 2017.)

Niu JF, Zhao XF, Hu HT, Wang JJ, Liu YL, Lu DH. Should acupuncture, biofeedback, massage, Qi gong, relaxation therapy, device-guided breathing, yoga and tai chi be used to reduce blood pressure?: Recommendations based on high-quality systematic reviews. Complement Ther Med. 2019 Feb;42:322-331. doi: 10.1016/j.ctim.2018.10.017. Epub 2018 Oct 26. PMID: 30670261.

Tao WW, Yiang H, Tao XM, Yiang P, Sha LY, Sun XC. Effects of Acupuncture, Tuina, Tai Chi, Qigong, and Traditional Chinese Medicine Five-Element Music Therapy on Symptom Management and Quality of Life for Cancer Patients: A Meta-Analysis. J Pain Symptom Manage. 2016 Apr;51(4):728-747. doi: 10.1016/j.jpainsymman.2015.11.027. Epub 2016 Feb 12. PMID: 26880252.

Xiao Gu, Jean-Philippe Drouin-Chartier, Frank M. Sacks, Frank B. Hu, Bernard Rosner, Walter C. Willett: Red meat intake and risk of type 2 diabetes in a prospective cohort study of US females and males (The American Journal of Clinical Nutrition, October 19, 2023, doi: 10.1016/j.

ajcnut.2023.08.021)

Yang GY, Wang LQ, Ren J, Zhang Y, Li ML, Zhu YT, Luo J, Cheng YJ, Li WY, Wayne PM, Liu JP. Evidence base of clinical studies on Tai Chi: a bibliometric analysis. PLoS One. 2015 Mar 16;10(3):e0120655. doi: 10.1371/journal.pone.0120655. PMID: 25775125; PMCID: PMC4361587.

Yaskolka Meir, A., Keller, M., Hoffmann, A. et al. The effect of polyphenols on DNA methylation-assessed biological age attenuation: the DIRECT PLUS randomized controlled trial. BMC Med 21, 364 (2023). https://doi.org/10.1186/s12916-023-03067-3

Zerwas, F. K., Ford, B. Q., John, O. P., & Mauss, I. B. (2024). Unpacking the pursuit of happiness: Being concerned about happiness but not aspiring to happiness is linked with negative meta-emotions and worse well-being. (Emotion. Advance online publication. https://doi.org/10.1037/emo00013819)

Zhang YP, Hu RX, Han M, Lai BY, Liang SB, Chen BJ, Robinson N, Chen K, Liu JP. Evidence Base of Clinical Studies on Qi Gong: A Bibliometric Analysis (Complement Ther Med. 2020 May;50:102392. doi: 10.1016/j.ctim.2020.102392. Epub 2020 Apr 6. PMID: 32444061.)

Zhao A, Jeffery EH, Miller MJ. Is Bitterness Only a Taste? The Expanding Area of Health Benefits of Brassica Vegetables and Potential for Bitter Taste Receptors to Support Health Benefits. Nutrients. 2022 Mar 30;14(7):1434. doi: 10.3390/nu14071434. PMID: 35406047; PMCID: PMC9002472.

Zucker, Irving, Prendergast, Brian J.: Sex differences in pharmacokinetics predict adverse drug reactions in women (Biology of Sex Differences, 2020 Jun 5;11(1):32. doi: 10.1186/s13293-020-00308-5.)

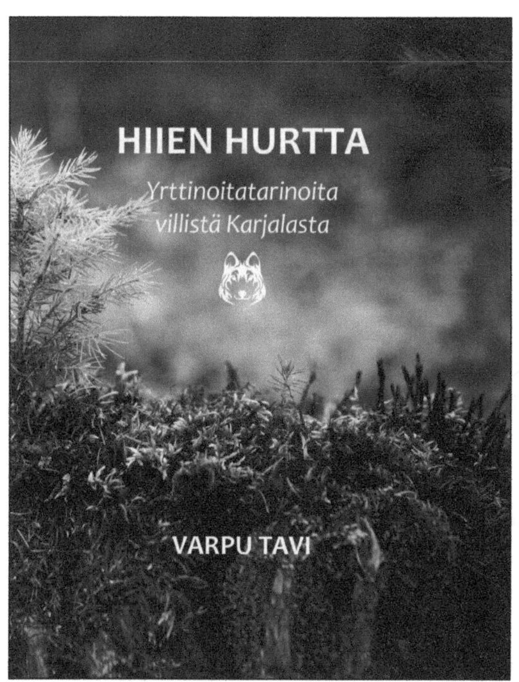

LachenderFuchs

Varpu Tavi
HIIEN HURTTA
— YRTTINOITATARINOITA VILLISTÄ KARJALASTA

Mummolaakso on kortteli Joensuussa Pohjois-Karjalassa. Se on lintukoto, jossa asuvat ihmiset vielä pitävät huolta toisistaan ja elävät parhaansa mukaan enimmäkseen ihmisiksi. Vuohenputkinotkon emäntä, eläkkeellä oleva kirjastonhoitaja Aino on Mummolaakson yrttinoita, parantajaksi elämän kutsuma terveyssalapoliisi, etiäisten näkijä ja kaappifilosofi. Ainon heimoon kuuluvat kasvit, eläimet ja ihmiset. Ainon koira

Hupi on salapoliisikoira, totuudenvingahtelija ja Ainon ton-
tin vartija. Ainon läheisin ystävä on viinaanmenevä ja vino-
viettinen Kepa, joka taas kerran potee sydänsuruja. Eikä tarina
kertoisi villistä Karjalasta, jollei mukana eläisi myös tuonpuo-
leisia kulkijoita. Ainon isomummo Jelena-buabo vahtii, että
Vuohenputkinotkon pitämyspuuta lyylitään ja muitakin kar-
jalaisia perinteitä vaalitaan, ja ettei Aino sorru itsekkyyden ja
tyhmyyden tielle.

Loppukesän ja alkusyksyn päivinä Mummolaakson rauhaa
järkyttävät koirankakkoihin piilotetut lasinsirpaleet...

Sinisstories, Instagram 11.7.2024

*"Hiien hurtta oli hämmentävä lukukokemus. Suhtauduin kir-
jaan pienellä varauksella, koska tämän aihepiirin kirjoissa ris-
kinä on usein omituinen mytologinen kalevalaistelu, mutta on-
nekseni sain huomata, että teos olikin hyvin konkreettinen ja
perinnetietoudessaankin nykyaikaan juurtunut. Kirjan päähen-
kilö on Joensuun kuvitteellisessa Mummolaaksossa (jossa ei tämän
kirjan puitteissa kylläkään asu kuin yksi lesbo) asustava mum-
mo, joka taitaa monet vanhat tavat ja yrttien salat, ja kirjassa
vuorottelevatkin päähenkilön kohtaamiset naapurien ja näiden
vaivojen kanssa sekä "teoriaosiot", joissa kerrotaan tarkemmin,
mitä rohtoja mummo millekin naapurille määräsi. Kohtaami-
set ovat sympaattisia ja arkipäiväisiä, ja päähenkilökin joutuu
välillä kohtaamaan ennakkoluulojaan. Rohtojen reseptit puoles-
taan ovat ihan ehtaa kamaa ja niistä voi kuka tahansa lukija
saada käytännön vinkkejä oman rohdoskaappinsa täydentämi-
seen. Tämä ilahdutti minua oikein erityisen paljon, koska moni
kaunokirjailija kyllä inspiroituu kasvien avulla parantamisesta,
mutta käsittelee aihetta reippaasti yksinkertaistaen tai epäloogisia
attribuutteja kasveille antaen. Tämä on ensimmäinen lukemani*

fiktiivisiä elementtejä sisältävä kirja, jossa kasveja ja niiden roh-
doskäyttöä kuvataan totuudenmukaisella tavalla ja niitä ymmär-
retään syvällisemmällä tasolla. Rakenne tekee kirjasta suorastaan
nerokkaan, kun ensin tarinan keinoin esitetään jokin tavallinen
ongelma, johon sitten ehdotetaan käytännönläheisiä hoitokeino-
ja. Voisipa kaikkien kasvilääkintää käsittelevien kaunokirjojen
kanssa olla yhtä turvallinen olo kuin tämän kanssa!"

Eija Komu, Karjalainen 4.8.2023

"Tekemähän terveyttä, rauhoa rakentamahan – Hiien hurtta
-teos sijoittuu fiktiiviseen Joensuun Mummolaaksoon. Kansan-
perinteen viisaudelle rakentuvan Hiien hurtan miljöönä on
Joensuu, jossa 'ihmiset vielä (enimmäkseen) ovat ystävällisiä
toisilleen'. Mummolaakso on kaupungin fiktiivinen perukka kek-
sittyine henkilöhahmoineen ja tapahtumineen. Kirjan keskus-
hahmo Aino on eläköitynyt kirjastonhoitaja ja kansanparanta-
ja. — Kertovan osan jälkeen seuraa kansanrunolla tai -loitsulla
alkava kansanuskomuskattaus. Tarjolla on muun muassa Ainon
hermopipareiden, naurishaudikkaitten ja Pohjan akan härkäpa-
pupadan valmistusohjeet. Entä miten kodinhaltiaa kunnioite-
taan tai miten kalevalainen jäsenkorjaus toimii?
Hiien hurtta pohtii vankan perinneaineiston kierrättämisen li-
säksi myös nykypäivää ja sen vitsauksia. Emppu-leskirouva potee
Alzheimeria ja kutsuu television digikanavia "anaalikanaviksi".
Aino ei anna sananlipsahdusten häiritä ystävällistä keskustelua.–
Varpu Tavin dialogi on luontevaa ja ilmeikästä. Enimmäkseen
neuvot on sulautettu dialogiin saumattomasti, lyyrisestikin: 'Jos
surun kapseloi, se jäykistää sielun ja ruumiin. Suru pitää surra,
jakaa ja tuntea, ottaa kipu esiin pieninä palasina ja käsitellä pa-
lasia hellästi ja rakkaudella. Sillä tavalla suru hiipuu hiljalleen
muistoiksi eikä vihaksi.'
Kekrin juhlimisen jälkeen ylijääneet herkut päätetään lahjoittaa

Joensuun asunnottominen tukipisteeseen. Juhlan lopuksi kajautetaan yhteisvoimin Karjalaisten laulu. Hiien hurtta on aurinkoinen, hyväntahtoinen ja hyvää tekevä teos. Kansanrunoilijan tyttärenä luin kirjaa innostuneena ja liikuttuneena. Se lellii lempeydellä, karaisee karpalolla ja parantaa pahat paukamat."

ISBN 978-952-68467-6-7 (kovakantinen)
ISBN 978-952-68467-3-6 (pehmeäkantinen)
ISBN 978-952-68467-7-4 (EPUB), ISBN 978-952-68467-8-1 (AZW)